보건관리자 실무 뽀개기

보건관리자 실무 뽀개기

쉽게 하는 산업보건 업무 가이드북

김현주 지음

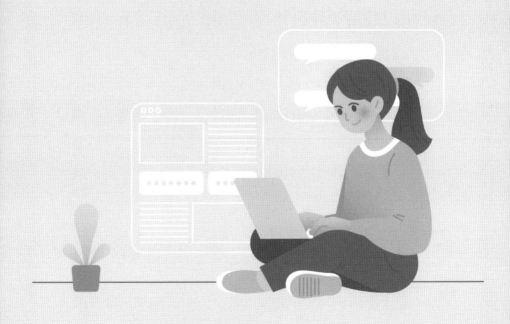

좋은땅

목차

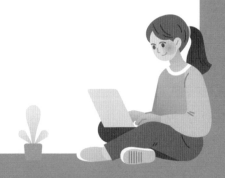

Part 1

이야기를 들어가며

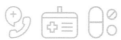

보건관리자 김현주를 소개합니다

저는 자유로운 영혼을 가진 간호사입니다.

간호과를 졸업하고 지방의 종합병원에서 임상간호사로서의 첫걸음을 내딛고 병원 복도를 오가며 1년 반 동안 환자들의 곁을 지켰습니다.

그러다가 갑자기 경로를 틀어서 보건관리자라는 새로운 길을 걷기 시작했습니다. 리조트부터 시작해 종합병원, 그리고 호텔 체인에 이르기까지 보건 관리 분야에서 무려 15년간의 경력을 쌓으며 지금은 다시 한 호텔의 보건관리자로 활동하고 있습니다.

전문성은 여러 상을 통해 입증되었습니다. 2008년에는 산업보건 우수사례 발표대회에서 은상을 받았고, 2018년에는 근로자 대사증후군 관리 공모전에서 입상하는 영예를 안았습니다. 근무지 내에서도 인정받아 모범 근로자상을 여러 차례 수상하였죠.

하지만 저의 여정은 국내에만 머무르지 않았습니다. 베트남의 로컬 의원에서 영어 통역가로서의 4개월간 상담 업무를, 그리고 말레이시아의 IT BPO 회사에서는 CS 업무를 2년 동안 하며 새로운 모험을 이어 갔습니다.

사람들의 건강을 지키며 세계 곳곳을 경험한 저는 그 누구보다 넓은 시야를 가진 전문가입니다. 우리 모두에게 더 건강하고 행복한 삶을 선사하기 위해 오늘도 열정을 다하고 있습니다.

✉ e-mail: sris0627@naver.com

이 글을 쓰게 된 계기

1) 내가 보건관리자가 된 계기

저는 임상 간호사로서의 재직 기간이 짧은 편이에요. 대학 졸업 후 동기들 모두 임상으로 취업하는 것이 당연하다고 생각했지만 저는 병원에서 간호사로 일하는 것에 큰 흥미가 없었습니다. 대신 보건 교사나 간호직 공무원 시험 준비를 할까 고민했었어요. 병원 취업이 싫었던 이유는 두려움 때문이었지요. 재학 중 임상실습을 나갔던 경험 중에 뿌듯했던 기억도 있지만 너무 힘들어서 자신이 없어질 때도 있었거든요. 그리고 무엇보다 재미가 너무 없어 보였어요. '병원에서 일하는데 재미를 찾다니.'라고 생각하시겠지만…. 네, 저는 그랬나 봐요. 즐겁고 재미있게 일하고 싶었는데 병원이라는 곳은 생명을 살리고 보호하고 치료하는 곳이다 보니 저에게는 너무

나도 어렵고 진지한 곳으로 느껴졌어요.

하지만 두려움에도 불구하고 임상 간호사로 저의 첫 직장 생활을 시작하게 되었습니다.

하고 보니… 놀랍게도 재미있었어요. 하하.

환자분들이 다 나아서 퇴원하는 것을 보며 보람도 느끼고요. 병원에서 간호사로 일하며 경험과 지식이 쌓일수록 스스로가 너무 대견하고 임상 간호사라는 직업이 내가 그렇게 두려워할 것이 아니었구나라고 생각했습니다.

하지만 시간이 지날수록 병원의 내부 환경이 변했고 너무 많은 나이트 근무로 쌓인 피로로 인해 몸에 이상 신호도 있었어요. 그렇게 지친 몸으로 임상 생활을 하다가 결국 병원을 퇴사하게 되었지요. 그리고 다른 병원으로 이직할까 고민을 했지만 더 이상 병원으로는 못 가겠더라고요.

그렇게 고민하며 시간을 보내던 중에 인근 리조트에서 '보건관리자 채용 공고'가 있다는 것을 알게 되고 정확히 보건관리자가 무슨 일을 하는지 알지도 못한 채 지원하게 되었습니다. 운 좋게 채용이 되었어요. 경쟁자 없이 면접 한 번에 바로 채용된 것이 기뻤지만 한편으로는 간호사들 세계에서는 굉장히 편안한 직무라고 느껴질 듯한 이 업무에 제가 바로 채용된 것이 의아하기도 했죠.

알고 보니 그전에 채용되었던 보건관리자 분들이 적응을 못 하고 바로바로 퇴사했다고 들었어요. 이 회사는 상시 근로자 300인 이상 사업장이어서 보건관리자를 어서 채용해야만 했고 급한 나머지 보건관리자 지원 이력서가 들어오면 면접 보고 왠만한 하자가 없다면 바로 채용하기로 했었나 봐요. 회사 사정이야 어떻든 임상을 다시 돌아가기 싫었던 저는 이런 상황에서라도 채용된 것이 운이 좋게 느껴질 수밖에요.

그렇게 저는 기쁜 마음으로 첫 출근을 하지만 그 기쁜 마음도 잠시 근무 첫날부터 또 고민을 하게 되었지요.

그 당시에는 아직 '보건관리자'라는 직무가 보편화되지 않아서 그런지 회사에서도 보건관리 업무가 정확히 무엇인지 몰랐던 것 같아요. 그래서 그런지 저에게 다른 인사 업무를 시키고는 했어요. 제가 기대했던 일들과는 달라서 적응하기가 많이 힘들었지요. 이전에 채용되었던 보건관리자들이 왜 빠른 퇴사를 했는지 알겠더라고요.

많은 고민과 생각을 가득히 안고서 버티듯이 출근하며 주위 사람들에게 조언도 듣고 스스로를 달래며 하루하루 근무를 해 나갔습니다.

맨땅에 헤딩하듯 보건관리자가 무슨 일을 하는지 뭘 어떻게 해야 하는지 공단에도 물어보고 책자와 인터넷에도 찾아보며 조금씩 해 나가다 보니 어느새 저는 그곳에서 12년 넘게 보건관리 업무를 했

보건관리자 실무 뽀개기

더라구요. 물론 회사에서도 많은 분들이 도와주셨고 용기도 많이 얻었어요. 그렇게 보건관리자로서 자신감과 용기를 얻은 저는 새로운 곳에서 보건관리자 경력직으로 일하게 됩니다.

2) 이 글을 쓰는 이유

보건관리자로서 어느 정도 경력이 쌓이고 전체 사업장의 보건 관리 기획 업무를 하는 중에 사업장 혹은 다른 계열사에서 근무를 하는 신입 보건관리자님들에게 업무를 알려 줘야 하는 경우가 많았습니다.

3교대 안 하고 태움 없고 환자, 보호자들한테도 시달리지 않으며 퇴근 후에는 나의 저녁 시간이 있고 주말에는 푹 쉴 수 있는 그런 직무를 찾던 중에 보건관리자라는 업무에 매력을 느꼈으며 어찌 보면 그 업무가 병원보다는 수월할 것이라는 기대를 안고 입사를 했지만 〈산업안전보건법〉이 어쩌니, 중대재해처벌법이 저렇니 하면서 너무 어려운 일들 투성이인 신입 보건관리자분들이 많이 겁먹는 모습을 보았어요.

저 역시 우연히 보건관리자의 길로 들어섰을 때 학교의 보건 선생님처럼 하얀 가운 걸치고 앉아서 커피 마시며 여유롭게 일하며 다친 직원들 간단한 치료 정도 해 주는 업무라고 생각했으니 일을 알아갈수록 얼마나 놀라고 경악을 했을까요….

하지만 보건관리자 업무를 하면 할수록 사업장에서 간호사로 일하는 것이 얼마나 매력적인 직무인지, 병원과는 또 다른 지식을 쌓을 수 있으며 앞으로의 전망을 생각한다면 쉽게 포기할 것도 아니라는 것을 알려 주고 싶었어요. 그리고 무엇보다 산업보건과 관련하여 생소한 업무들, 생소한 단어들, 법령집이나 노동부에서 고시하는 관련 내용을 보고 '이게 도대체 무슨 말이야.' 하며 너무 어렵게 생각하지 않게끔 제가 했던 업무들을 〈산업안전보건법〉에 대입하여 쉽게 하는 방법을 풀어 놓고 싶었어요.

저의 글을 통해서 보건관리자 업무에 대해 어느 정도 감을 익히고 기본적인 실무도 할 줄 알게 되었다면 추후에는 업무에 대한 요령이 생겨서 이 책을 보신 보건관리자님들이 더 깊숙하고 심도 있는 보건관리 업무도 스스로 잘하시게 될 거예요.

그에 더하여 퇴직 후에도 보건관리자 경력으로 또 다른 직무에 도전해 볼 수 있기에 그 진로도 제시해 드리려고 합니다.

③

이 글이 도움이 되었으면 하는 사람들

- 탈임상하여 간호사 면허증으로 다른 업무를 해 보고 싶은 분들.
- 간호사나 위생관리기사, 대기환경기사 등 보건관리자가 될 수 있는 자격은 되지만 어떻게 시작해야 할지 알쏭달쏭한 분들.
- 보건관리자로 업무는 시작했지만 일을 어떻게 해 나가야 할지 막막하거나 쉽게 적응이 안 되어 불안하고 초조한 신입분들.
- 간호학과를 재학 중이지만 임상에는 가기 싫고 진로를 어떻게 해야 하나 고민이신 분들.
- 소규모 사업장의 인사, 총무 담당자로 근무 중이며, 안전/보건 관리 대행 기관을 쓰고 있지만 담당자로서 이 업무를 알아야 하거나 혹은 알고 싶은 분들.

Part 2

보건관리자 되기

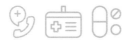

1

'보건관리자'가 뭔가요?

보건관리자는 근로자의 건강과 안전을 보호하고 증진하기 위해 작업장에서 보건 및 안전 관련 업무를 담당하는 전문가입니다. 주로 산업 현장, 건설 현장, 제조 공장, 연구소, 병원, 호텔, 리조트, 일반 회사 등 다양한 기관과 조직에서 근로자의 건강을 관리하며 작업 환경의 안전을 확보하는 역할을 합니다.

보건관리자의 주요 책임과 업무는 다음과 같습니다.
- 근로자 건강 관리: 직원들의 건강 상태를 모니터링하고, 직업성 질환을 예방하기 위한 건강 검진, 교육 및 상담을 제공합니다.
- 작업 환경 관리: 작업 환경의 위험 요소를 평가하고, 안전하고 건강한 작업 조건을 만들기 위해 위험 요소를 제거하거나 최소화합니다.

- 안전 교육 및 훈련: 근로자들에게 안전 수칙, 건강 관리 방법, 비상 대응 절차 등에 관한 교육과 훈련을 제공합니다.
- 사고 및 질병 예방: 사고와 직업성 질병을 예방하기 위한 전략을 개발하고 실행합니다.
- 법률 및 규정 준수: 〈산업안전보건법〉과 같은 관련 법률, 규정 및 표준을 준수하며, 이에 따른 문서 작업과 기록 유지를 관리합니다.

보건관리자는 이러한 업무를 통해 근로자들이 건강하고 안전한 환경에서 일할 수 있도록 돕습니다.

보건관리자의 업무는 본문에서 더 자세히 확인할 수 있습니다.

보건관리자가 될 수 있는 사람들

> ▶ 보건관리자 선임 자격(〈산업안전보건법시행령〉 별표 6)
>
> 1) 산업보건지도사
> 2) 의사
> 3) 간호사
> 4) 산업위생관리기사
> 5) 대기환경산업기사
> 6) 인간공학기사
> 7) 산업보건 또는 산업위생 분야의 학위를 취득한 사람

보건관리자가 될 수 있는 자격은 위의 표와 같이 〈산업안전보건법〉에서 명시하고 있습니다. 회사 업종에 따라 채용하고자 하는 보건관리자의 자격은 조금씩 다른데 보통 제조업과 건설업 쪽은 산업위생기사 혹은 대기환경기사를 중점적으로 채용하고 간호사도 함께 채용하는 곳들이 있습니다. 호텔 및 서비스, 병원 계열은 간호사

중점으로 보건관리자 채용하고요. 요즘 채용공고가 많이 나오는 로지스틱스, 유통 계열 역시 아직은 간호사를 우선적으로 보건관리자 채용을 하는 추세이지만 점점 산업위생기사, 대기환경기사, 인간공학기사 등 보건관리자로 채용하는 자격 영역이 넓어지고 있습니다. 언제부터인가 보건관리자(간호사) 선생님들은 업무하면서 산업위생기사 자격증도 많이들 취득하시더라고요.

3

보건관리자 채용 공고 찾아보기

1) 잡코리아, 사람인 등 채용공고 사이트에서 찾아보기

검색창에 '보건관리자', '산업간호사'의 키워드를 넣고 검색.

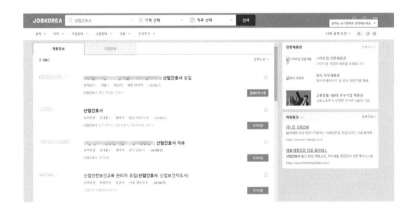

보건관리자 실무 뽀개기

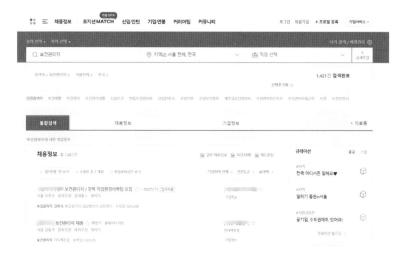

2) 너스케입에서 찾아보기(간호사 면허 소지자)

너스케입 로그인 → 커리어 → 전체 채용정보 → 간호사 직무별 → 보건관리자, 산업간호사 클릭 → 선택된 조건 검색하기.

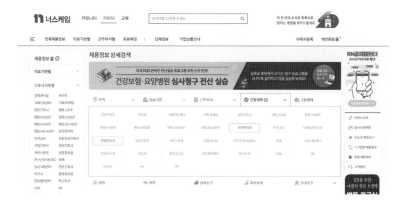

3) 각 기업들 채용공고 홈페이지에서 검색하기

대기업 및 중견기업 등은 자회사 채용 홈페이지가 따로 있기 때문에 본인의 관심이 가는 기업들의 채용 홈페이지를 열어 보고 각 계열사마다 보건관리자 혹은 산업간호사의 채용 공고가 있는지 확인해 보는 것도 좋습니다.

〈여기서 잠깐〉

Q. 보건 관리 경력 없어도 보건관리자 될 수 있을까요?

A. 가능합니다. 다음의 채용 공고 예시 사진을 잘 살펴보시면 채용 공고에 '경력 무관'으로 되어 있는 곳도 많고요. 채용 사이트에서 공고들을 잘 살펴보면 어떤 곳은 '신입' 대상으로 지원서를 받는 곳도 있습니다.

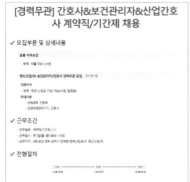

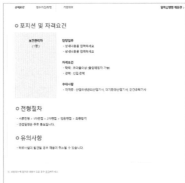

Q. 임상 경력이 없어도 보건관리자가 될 수 있을까요?

A. 임상 경력이 없어도 간호사 면허 소지자로 보건관리자 취업이 되는 경우도 있지만 저의 의견을 말한다면 임상경력이 최소 1년이라도 있으면 좋아요. 병원 규모는 큰 상관없으며, 본인이 보건관리자 업무할 때에 임상에서 간호사로 일했던 경력과 경험이 도움이 된답니다. 예를 들면 근로자들의 건강검진 결과 상담을 하는 경우, 근로자들 대상으로 건강증진 프로그램을 진행하는 경우(뇌·심혈관질환 예방 관리, 비만 프로그램, 대사증후군 프로그램 등)에도 임상 경험이 있다면 그때 쌓았던 지식과 경험으로 조금 더 수월하게 일할 수 있을 거예요.

Q. AI 역량검사를 잘 보는 팁이 있을까요?

A. 간혹 채용 심사 과정에 AI 역량검사를 넣는 회사도 있지만 겁먹지 마세요. AI 역량검사 점수가 무조건 잘 나와야 합격하는 것이 아니에요. 그래도 최선을 다해서 검사를 받아야겠지요?

4

보건관리자 지원 및 면접 보기

1) 지원서 작성 요령

채용 사이트에서 바로 지원하는 경우는 해당 채용 사이트에서 미리 만들어 놓은 지원서 및 자기소개서로 첨부하면 되지만 회사 홈페이지에 들어가서 지원을 해야 하는 경우에는 해당 회사의 지원서 양식에 작성하여 제출하여야 합니다. 이력서 기본사항은 인적 사항, 학력, 자격증 등 대부분 비슷할 것이고 '자기소개서'에서 회사마다 원하는 질문들이 다를 수 있어요. 하지만 '성장 배경 및 성격의 장단점, 지원 동기, 입사 후 포부' 이 네 가지는 가장 보편적으로 들어가 있는 자기소개서 항목이더라구요. 따라서 입사 지원 시 지원하는 회사 홈페이지에서 그 회사의 정보나 원하는 인재상을 살펴보고 그에 맞게 작성하시면 조금 수월하실 듯합니다.

2) 면접 보기

✎ 신입직

아마도 가장 많이 하는 질문이 "왜, 보건관리자가 되려고 하나요?"일 거예요. 경력직 면접 볼 때도 "왜 병원을 나와서 보건관리자가 되었냐."고 가끔 물어보더라고요. 특히 간호사분들이 탈임상하는 가장 큰 이유는 솔직히 교대 근무로 인한 삶의 질 저하잖아요? 물론 태움 문화(?)에도 지쳤지만요….

그래서 저는 "병원에서의 업무도 보람되었지만 교대 근무로 인한 체력 저하로 인해 이직을 알아보던 중…." 이렇게 솔직히 시작했고요. 제가 보건관리자라는 직무에 아주 열정이 있다는 것을 어필하기 위해 이렇게 이어 나갔어요. "보건관리자라는 직무를 알게 되었고 간호사의 역량과 지식을 바탕으로 근로자의 건강 증진에 기여를 할 수 있다는 점에 매력을 느껴 지원하게 되었습니다." 그리고 해당 기업에 소중한 인재가 되어 보이겠다는 열정과 포부는 연속으로 알려 주세요. 이런 식으로요. "보건관리자 업무에 대해 공부는 하였지만 실무는 아직 모르기에 열심히 배우고 임해서 당사의 산업안전보건 파트에서 중요한 역할을 해내고 싶습니다." 이런 식으로 대답했던 것 같아요.

당연한 얘기겠지만 채용공고에 지원할 때나 면접 볼 때 해당 기업에 대해 미리 알아보고 가는 것이 중요하겠죠?

✏️ 경력직

이직 사유 및 이전 경력에서의 업무 성과와 전반적인 산업보건 관련 지식에 대해 물어보는 경우가 많았습니다. 그리고 해당 회사에 입사하게 된다면 앞으로의 포부를 물어보기도 하는데요. 이런 경우에는 지원하는 회사의 홈페이지에서 메인 카테고리 중에 '회사 소개' 혹은 '기업 정보'가 있을 거예요. 그쪽을 잘 살펴보면 회사의 경영방침이 나와 있어요. 그중에 안전환경보건 방침도 함께 게재되는 경우가 많거든요. 그 내용과 접목시켜 "당 회사에서 이런 부분에 기여를 할 자신이 있다."라는 식으로 답변을 미리 만들어서 대답하는 것이 저는 도움이 되었어요.

그리고 지원하는 회사가 서비스 쪽인지, 제조업인지, 유통업인지 등에 따라서 포부를 이야기할 수도 있어요. 예를 들어 만약 서비스업 쪽에 지원한다면 감정노동근로자가 많을 것이기 때문에 직무스트레스 및 감정노동근로자 건강 예방에 대한 업무가, 제조업 혹은 유통업이면 근골격계 질환 예방이나 물질안전보건자료, 위험성 평가 등이 중점으로 다뤄야 할 보건 업무가 되겠고, 병원이나 연구원 같은 경우도 물질안전보건자료 그리고 화학물질 관리가 아마도 우선시될 것이에요. 이런 식으로 지원하는 기업의 업종과 중점으로 두고 있는 사업이 무엇인지 알아보고 답변을 미리 만들어 보세요.

처우 관련 잘 살펴보기

1) 계약직의 늪

보건관리자(산업간호사) 채용 공고의 고용 형태에 정규직 혹은 계약직이라고 표시되어 있는지 잘 확인하셔야 해요. 생각보다 보건관리자를 계약직으로 채용하는 곳이 아직 많더라고요. 만약 계약직이라면 1년 후 정규직 전환 가능인지 2년 후 정규직 전환 가능인지 이것도 잘 살펴보시고요.

업무를 하면서 큰 사고를 내지 않는 이상 혹은 육아휴직 대체인력으로 채용되는 등의 특수한 상황이 아닌 이상 대부분 정규직 전환이 잘 이루어져요. 어차피 계약 종료를 하여도 보건관리자를 새로 채용해야 하고 또다시 업무에 적응시켜야 하니 인사팀에서도 피로도가 크거든요.

연봉 및 처우 협상 시 상여금이나 성과급, 복리후생 적용이 정규직과 어느 정도 차이가 나는지 확인하시고 되도록 정규직과 차이가 많이 나지 않는 범위에서 협상 시도하시기를 권유드려요.

근로계약서에 서명하기 전에 처음 협상하였던 정규직 전환 가능 시기, 연봉, 상여금, 성과급 및 복리후생 등 변동 없이 기재되어 있는지 잘 확인한 후 서명하세요.

2) 겸직의 늪

보건관리자를 인사팀(혹은 업무지원팀, 총무팀 등) 소속으로 채용한다면 복리후생 업무를 얹어 줄 수도 있어요. 이것 또한 사전에 확인하시는 게 좋겠어요. 왜냐하면 〈산업안전보건법〉 제18조(보건관리자) 3항에 300인 이상의 사업장 보건관리자는 그 업무만 전담하여야 한다고 나와 있어요.

만약 근무 부서가 안전보건관리팀이라면 보건관리자 고유 업무를 해 나갈 수 있을 것이며 안전관리자와 중복되는 업무가 있을 수 있으므로 업무 분장 혹은 중복되는 업무 협업을 하시면 됩니다.

Part 3

시작은 늘 설레게,
보건관리자로 첫발 내딛기

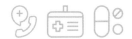

1

1단계, 책상에 오래 앉아 있을 수 있는 인내심 키우기

만약 임상 간호사로 근무하다가 사업장 보건관리자로 이직하시게 되면 서류 작성 업무가 생각보다 많아서 부담스러울 수도 있어요. 임상에서 여기저기 뛰어다니며 일을 하다가 갑자기 책상에 앉아서 서류 업무나 컴퓨터 업무를 주로 하게 되면 적응이 바로 되지는 않을 거예요. 저는 임상 나와서 보건관리자로 처음 출근하고 몇 주 정도는 책상에 오래 앉아 있는 게 굉장히 불안했어요. 뭔가 여기저기 다니면서 살펴봐야 할 것 같고 책상에 하루 종일 앉아 있을 때는 편하기보다 오히려 힘이 들었던 기억이 나네요.

그럼 처음 보건관리자가 되고 나면 책상에 앉아 무엇부터 할까요?

1) 『산업안전보건법령집』 어떻게 생겼나 구경하기

　보건관리자로 첫 출근 시 가장 먼저 챙겨야 할 책, 『산업안전보건법령집』입니다. 대한산업안전협회 혹은 직업건강협회 등에서 법령집을 발간하여 구매할 수도 있고, 입사한 회사에 비치되어 있다면 그것으로 살펴보시면 되어요. 인터넷 포털에 산업안전보건법령으로 검색하서서 볼 수도 있지만 저는 책으로 보는 게 눈에 더 쉽게 들어오더라고요.

　내용을 외우거나 처음부터 숙지하려고 하지 말고 나중에 업무하면서 중간중간 찾아봐야 할 것들이 있으니 처음에는 법령집의 구성과 법안의 보건 파트는 어떻게 되어 있는지 가볍게 살펴보는 게 좋아요.

　『산업안전보건법령집』은 〈산업안전보건법〉, 〈산업안전보건법시행령〉, 〈산업안전보건법시행규칙〉 이렇게 세 개의 법령들과 해당법에 따른 추가 내용(별표)으로 구성되어 있습니다. 과태료 및 벌금 내용도 있고 업무와 관련된 문서 양식들도 첨부되어 있어요.

　법령집 후반부에 보면 〈산업안전보건기준에 관한 규칙〉이 있어요. 이곳 내용도 상당히 중요한데요. 안전기준과 보건기준 두 편으로 나뉘어 있는데 보건기준 내용이 실무할 때 많은 참고가 될 거예요.

2) 관련 사이트 들어가 보기

보건관리자에게는 도움이 되는 업무 사이트가 많아요.

① 안전보건공단(kosha. or. kr): 우리나라의 산업안전보건 이슈와 관련한 동향, 최신 뉴스 등을 쉽게 알 수 있고 근골격계질환 전수조사, 보건교육 자료 수집 등을 하기 수월한 아주 유용하고 필수적인 사이트예요.

② 안전보건공단 화학물질정보(msds. kosha. or. kr): 물질안전보건 자료(msds) 업무하실 때 가장 큰 도움을 받을 수 있는 사이트입니다.

③ 고용노동부(moel. go. kr): 산업재해 관련 내용과 산업안전보건 관련된 정책 변화 등이 생기면 공지사항에 올라와 있어요. 따라서 주기적으로 살펴보는 것이 좋습니다.

④ 국민건강보험공단(www. nhis. or. kr): 국가건강검진 관련 내용을 포함하여 공단에서도 국민들 대상으로 여러 건강증진 사업을 하고 있기 때문에 도움받을 수 있는 자료들이 많아요. 따라서 근로자 건강검진 진행할 때나 자체 건강증진 프로그램 진행할 때 많이 유용할 거예요.

⑤ 이 밖에도 직업건강협회(kaohn. or. kr), 대한산업보건협회(kiha21. or. kr), 사업장의 관할 보건소 사이트에 접속하여 보건 관련 다

양한 자료와 소식을 살펴보세요. 유용한 자료도 많고 계속 살펴보다 보면 산업보건 업무를 어떻게 할 것인지에 대해 감도 잡을 수 있어요.

3) 국민건강보험 EDI에 대해서 알기

보건관리자가 되면 매년 근로자들의 건강검진 수검을 챙겨야 하는데, 이때 활용할 수 있는 사이트예요. 건강보험 EDI는 회사 근로자들의 건강보험, 국민연금, 고용보험 등의 자격 취득, 상실 등을 할 수 있는 통합 사이트인데 이곳에서 직장가입자의 건강검진 대상 유무, 검진 종류, 수검 상태 등도 확인할 수 있어 보건관리자들이 근로자 건강검진 업무하는 데에 건강보험 EDI를 활용하는 것이 좋습니다.

✎ EDI 로그인하는 법

건강보험 EDI(edi.nhis.or.kr)는 공인인증서 혹은 브라우저 인증서로 로그인해야 합니다. 회사의 인사팀이나 총무팀에서 사대보험 관리하는 직원분도 이 사이트를 이용해 업무를 하기 때문에 사대보험 관리 담당자에게 EDI에 접속할 수 있는 아이디와 공인인증서에 대해 안내받으세요. 또한 사업장 관리번호라는 것도 알아야 하니 이것도 함께 문의해서 알아 놓으시면 됩니다.

만약 건강보험 EDI 접속 권한이 사대보험 관리 담당자에게만 있다면 보건관리자는 EDI에서 수신된 건강검진 대상자 명단만 다운로드해서 달라고 하면 되어요. 자세한 사항은 다음 실무 내용에서 다시 다룰게요.

4) 컴퓨터와 친해지기(엑셀, 한글, 워드 등)

업무를 하면서 보고서와 기안문을 작성해야 할 때가 많아요. 그렇게 하기 위해서는 기본적으로 컴퓨터 Tool(한글, 워드 등)을 이용하여 기본 문서 만드는 법을 익혀야 하는데, 해당 Tool의 기본적인 사용법만 알아도 됩니다. 문서 작성 형식의 큰 틀은 해당 회사에서 쓰는 기본 형식이 있으니 그 형식에 내용만 넣어서 작성하면 되어, 크게 부담 느끼지 않아도 됩니다. 하다 보면 익혀져요.

또한 업무는 근로자들의 건강검진 진행이나 기타 건강 관련 프로그램 진행 시 전 직원들의 개인별 상황을 알아야 할 때가 대다수이기 때문에 엑셀도 필수로 다루게 될 거예요.

2

2단계, 업무 관련 자료
부담 없이 찾아보기

사업장(근무하는 회사)에 보건관리 업무에 대한 서류 파일들이 있을 거예요. 그 서류들도 찾아서 언제, 어떤 식으로 진행되었는지 가볍게 훑어보세요.

서류들은 주로 아래의 것들이 있습니다.

① 회사의 안전보건관리 규정집

② 근로자 건강검진 진행 및 결과 자료

③ 근골격계 유해요인조사 결과(3년에 1회 혹은 수시)

④ 뇌·심혈관질환 발병 위험도 평가 결과(건강검진 시 함께하는 지 확인)

⑤ 직무스트레스 검사 결과(건강검진 시 함께하는지 확인)

⑥ 작업환경측정 결과

⑦ MSDS 자료집 및 점검 결과서

⑧ 위험성 평가 결과(안전관리자와 함께 확인)

⑨ 작업 현장 점검 결과서

⑩ 건강관리실 관리 일지

⑪ 안전보건교육 일지(안전관리자와 함께 확인)

⑫ 건강증진 프로그램 결과서

⑬ 산업안전보건위원회 결과서

만약 근로자 건강검진 진행을 위해 회사에서 제휴 맺은 검진 병원이 있다면 각 담당자와 연락해서 인사를 미리 하시거나 보건 업무 관련된 제휴업체 혹은 거래처가 있다면 유선으로라도 미리 연락해서 인사 나눠 보는 것도 좋아요.

3단계, 회사 이곳저곳 둘러보기

보건관리자 업무 중에 사업장 현장 점검을 나가야 하는 일이 많아요. 따라서 사업장 현장을 미리 둘러보고 동선을 알아 놓는 것이 좋아요. 근로자분들이 근무하는 장소 즉, 작업 현장을 둘러보아야 해요. 처음 둘러볼 때는 잘 몰라도 괜찮아요. 그저 '이런 정도구나.', '이런 환경이구나.'라고 우선 훑는 정도로 생각하고 인솔하는 사람이 안전관리자라면 중복되는 업무나 협업해야 하는 일들이 있을 것이니 안내해 주는 것을 잘 따르면 됩니다. 처음 현장을 둘러보면서 직원들과 인사하며 내가 보건관리자라는 인식을 시켜 주는 단계라고 생각하면 됩니다.

4단계, 보건관리자 선임 신고하기

〈산업안전보건법시행령〉제20조를 보면 사업주는 보건관리자를 선임한 날로부터 14일 이내에 해당 지역 관할 고용노동부에 보건관리자 선임 신고를 해야 합니다. 회사에서 알아서 선임 신고를 하는 곳도 있지만 이 부분을 인지를 못 하고 있는 경우도 있더라고요. 그런 경우에는 보건관리자가 해당 팀장님에게 이야기를 한 후 선임 신고를 해 달라고 요청하거나 직접 선임 신고서를 고용노동부에 제출하면 됩니다(팩스 가능).

보건관리자 선임 신고 양식은 근무하는 회사의 관할 고용노동부 홈페이지의 정보자료실에서 다운로드할 수 있습니다.

〈산업안전보건법〉에 따라 보건관리자 미선임 시 사업장은 과태료 500만 원이 부과가 되니 꼭 기간을 지켜서 신고하셔야 합니다.

5

5단계, 보건관리자 직무교육 받기

보건관리자가 된다면 입사 후 3개월 이내에 신규 직무교육을 받아야 합니다. 그리고 그 후로부터 2년마다 직무 보수교육을 받아야 하는데, 〈산업안전보건법〉 제32조를 보면 내용이 나와 있어요.

교육 대상	교육 시간	
	신규교육	보수교육
보건관리자, 보건관리전문기관의 종사자	34시간 이상	24시간 이상

보건관리자 직무교육은 온라인과 오프라인 두 종류 중에 하나를 받으시면 되지만 저는 오프라인 교육받으시길 추천드려요. 안 그래도 회사에 홀로 업무를 하는 외로운 보건관리자 직무인데 교육받으러 가면 같은 입장의 보건관리자들과 다 함께 교육받는 자리이니

서로 인사도 나누고 인맥을 만드는 기회로 삼는 것이 좋습니다. 그래야 나중에 업무하면서 서로 정보 교환도 되고요. 소통하면서 보건관리자의 업무 고충을 함께 나눠요.

보건관리자 직무교육 신청할 수 있는 곳은 여러 관련 협회와 단체가 있지만 안전보건공단 직무교육센터(www. dutycenter. net)에서 조회하고 신청하는 것이 가장 수월해요. 안전보건공단 직무교육센터에는 산업안전보건 직무교육을 관할하는 여러 협회의 교육들을 한 곳에 모아서 보여 주거든요. 교육 신청하는 방법은 다음과 같습니다.

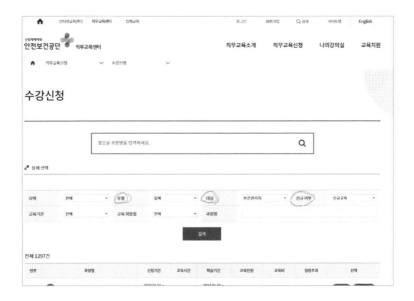

① 안전보건공단 직무교육센터 홈페이지 접속하여 로그인합니다.

② 상단에 보이는 [직무교육신청] 클릭하면 수강신청 화면이 나오
는데 그곳에서 상세 선택 조건을 잘 맞춰서 신청하면 됩니다.
다음 화면 참고하세요.

Part 4

본격적으로
보건관리 업무하기

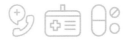

근로자 건강검진

보건관리 업무 중에서 아마도 1년 내내 신경이 쓰이게 될 업무일 거예요. 일반적으로 근로자 건강검진 수검률은 100%가 되어야 합니다. 고용노동부 점검 시 건강검진 미수검자 적발이 되면 과태료 부과를 시킬 거예요.

관련 근거	미실시한 경우 과태료
〈산업안전보건법〉 제129조(일반건강진단)~제134조 (건강진단기관의 결과보고 의무)	사업주: 과태료 1천만 원 이하
〈산업안전보건법시행규칙〉 제195조(근로자 건강진단 실시에 대한 협력 등)~제210조(건강진단결과에 따른 사후관리 등)	대상 근로자 1명당: 1차 위반 10만 원 2차 위반 20만 원 3차 위반 30만 원

보건관리자 실무 뽀개기

1) 건강검진 종류

① 일반건강진단(직장인 일반검진)

국민건강보험공단에서 대한민국 국민들에게 매년 실시하는 국가검진이며 직장인은 건강보험 직장가입자이기 때문에 '직장인 일반검진'이라는 이름으로 개인적으로 받을 수도 있고 회사에서 제휴 맺은 검진센터와 연계한 후 단체 검진으로 진행하여 받을 수 있습니다.

▶ 직장인 건강검진 주기

사무직	비사무직	비고
2년마다 1회	매년 1회	사무직/비사무직 구분은 건강보험EDI에 접속하여 해당 사업장 건강검진 대상자를 조회하여 확인할 수 있다.

✏ 일반건강진단 진행 시 보건관리자가 할 일

√ Part 3에서 설명한 것 토대로 건강보험 EDI에 공동 인증서로 로그인하여 전체 서식 → 받은 문서 → 건강검진 대상자 → 조회 → 열기를 합니다.

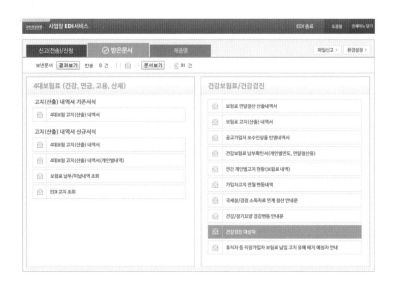

√이렇게 수신한 건강검진 대상자 명단의 기간이 조금 지났다면 EDI 내에 있는 '건강검진 대상자 명단 재전송 신청서'를 작성하여 보내거나 관할 건강보험공단에 전화하여 해당 사업장의 건강검진 최신 대상자 명단으로 다시 보내 달라고 하면 됩니다. 만약 건강보험 EDI 접속 권한이 인사팀 혹은 총무팀 직원에게만 있다면 건강검진 명단만 요청하여 담당자에게 달라고 하시면 됩니다.

√건강보험 EDI에서 수신된 건강검진 대상자 명단에서 누락된 대상자가 있을 수 있어요. 이런 경우에도 EDI 내에서 추가 등록하거나 관할 건강보험공단으로 팩스 신청할 수 있답니다. 팩스 신

청 양식은 건강보험공단 홈페이지에서 사업장 건강(암) 검진 대상자 변경(추가, 제외) 양식을 찾아서 작성하면 돼요.

√ 일반검진 대상자가 확정되었으면 건강검진 진행을 하면 되는데요. 검진 업체에서 사업장으로 일정 기간 동안 출장을 나와서 진행하는 출장검진을 하는 경우에는 검진 업체와 협의하여 출장검진 기간, 검진 장소(검진 업체에서 버스를 가져오기 때문에 주차장과 가까운 곳이면 좋아요.) 등을 결정하여 해당 팀장님에게 보고하고 컨펌받은 후 진행하면 되고 건강검진 대상자인 직원들에게도 당연히 안내 후 진행하면 됩니다.
만약 출장검진을 안 하고 직원들이 개별로 검진을 받아야 하는 경우, 직원들에게 계속해서 검진 받으시라고 안내를 해 주세요. 검진 미수검 시 과태료 사항에 대해 안내하면서 검진 누락이 되지 않게 신경 쓰셔야 해요.

② 특수건강진단
우선 특수건강진단을 받는 대상은 취급 물질과 근무 환경에 따라 정해져 있고 종류는 다음과 같아요.

종류	내용	실시 주기
특수 건강진단	특수건강진단 대상 유해인자에 노출되거나 야간 근무 시간이 발생되는 업무에 종사하는 근로자의 건강관리를 위하여 실시	유해인자에 따라서 6개월~12개월마다 실시
배치 전 건강진단	특수건강진단 대상 업무에 종사할 근로자의 적합성 평가를 하기 위하여 업무 배치 전 실시	해당 업무에 배치 전 실시
수시 건강진단	특수건강진단 대상 업무로 인하여 직업성 천식, 직업성 피부염, 기타 건강장해를 의심하게 하는 증상을 보이거나 의학적 소견이 있는 근로자에게 실시	발생 시
임시 건강진단	유해인자에 노출되는 근로자들에게 유사한 질병의 증상이 발생한 경우 등 질병의 발생원인 등을 확인하기 위해 실시	발생 시

✎ 특수건강진단 진행 시 보건관리자가 할 일

√ 근로자 중에 특수건강진단 대상자가 누구인지 알 수 있어야 합니다. 특수건강진단 유해인자는 〈산업안전보건법시행규칙〉 별표 23에 자세히 나와 있지만 항목이 너무 많기 때문에 조금 더 수월하게 대상자를 확인하는 방법은 사업장 부서 현장에서 취급하는 모든 유해 물질, 다시 말해서 주방 세제, 청소 세제, 페인트, 본드, 용접봉, 석면, 분진 등을 대한 MSDS(물질안전보건자료)를 찾아 살펴보세요. 해당 물질의 MSDS 내용 안에 이 물질의 취급자가 받아야 하는 검진 종류를 찾아보면 됩니다(MSDS

15번 내용). MSDS에 관해서는 MSDS 실무 내용에서 다시 다룰 게요.

√ 특수건강진단 유해인자 중에 야간 근로에 대한 기준도 나와 있어요. 6개월 동안 밤 10시부터 다음 날 새벽 6시까지 연속적으로 혹은 간헐적으로 근무를 하는 근로자들 대상이니 야간 근무가 발생하는 부서의 근로자들 근무 표를 확인하시면 됩니다.

√ 특수건강진단 역시 미수검 시 과태료 발생이 되어 반드시 챙겨야 하는 검진이며, 특수건강진단을 실시하는 검진 업체가 따로 있으므로 근로자들이 가기 수월한 특수검진 업체와 컨택하여 진행하시면 됩니다. 일반검진과 동시 진행하는 것이 좋습니다.

√ 배치전건강진단을 진행하기 위해서는 특수건강진단 대상 부서에 새로 입사하는 직원이 있으면 명단을 달라고 하세요. 보건관리자는 해당 부서에 입사자가 언제 발생되는지 모르기 때문에 월 1~2회 정도 정기적으로 인사팀이나 해당 부서에 확인하면 됩니다. 그런 후에 그 입사자가 배치 전 검진 대상자가 맞다면 안내를 해 주고 검진을 시키면 됩니다.

2) 건강검진 결과서 받기

이렇게 건강검진이 종료가 되면 검진을 진행한 병원으로부터 건강검진 결과서를 받으셔야 해요.

〈산업안전보건법시행규칙〉 제209조(건강진단 결과의 보고 등)을 보면 건강진단을 실시한 건강진단기관은 검진 결과를 개인에게 그리고 사업주에게 검진을 한 날로부터 30일 이내 통보 및 송부하여야 합니다. 양식은 다음과 같아요.

일반건강진단 결과표

(제1쪽)

총 근로자 수	계	
	남	
	여	

실시 기간	제1차	–
	제2차	–

사업장관리번호	
사업장등록번호	
업종코드번호	

사업장명:

소 재 지:　　　　　　　　　　　　(전화번호:　　　　　　　)

주요 생산품:

건강진단 현황

구 분	대상 근로자			건강진단을 받은 근로자			질병 건수			질병 유소견자							요관찰자			제2차건강진단 미수검자		
										계			일반병		직업병							
	계	남	여	계	남	여	계	남	여	계	남	여	남	여	남	여	계	남	여	계	남	여
계																						
사무직																						
기타																						

질병 유소견자 현황(다른 면 기재 기능)	구분 질병코드	계			작업경력별									나이별							
					1년 미만		1~4년		5~9년		10년 이상		30세 미만		30~39세		40~49세		60세 이상		
		계	남	여	남	여	남	여	남	여	남	여	남	여	남	여	남	여	남	여	
	합 계																				

사후 관리 현황	질병별		구분	계	근로 금지 및 제한	작업 전환	근로시간 단축	근무 중 치료	추적 검사	보호구 착용	그 밖의 사항	
	질병 유소견자	계	계									
			남									
			여									작성일자: 년 월 일
		일반병질	계									
			남									
			여									검진기관명:
		직업병	계									
			남									
			여									사업주:　　　(서명 또는 인)

[ ]특수 [ ] 배치전 [ ]수시 [ ]임시 건강진단 결과표

(제1쪽)

총근로자수	계			실시기간		–	사업장관리번호	
	남					–	사업자등록번호	
	여						업종코드번호	

주요생산물:

	주 종	대상 근로자			건강진단을 받은 근로자			질병 유소견자													직업병 으관찰자		
								계			직업병		직업 관련 질병(야간작업)		일반질병								
		계	남	여	계	남	여	계	남	여	남	여	남	여	남	여	계	남	여		계	남	여
건강진단현황	계 검 수																						
	심야업																						
	야간작업																						
	종진 소 음																						
	이상기압																						
	방사선																						
	석 면																						
	그 밖의 종진																						
	유기화합물																						
	금속 연																						
	수 은																						
	크 롬																						
	카드뮴																						
	그 밖의 금속																						
	산 · 알카리 · 가스																						
	진 폐																						
	유해광선																						
	기 타																						

질병유소견자 건강진단현황	질병코드	계	남	여	질병코드	계	남	여	질병코드	계	남	여	질병코드	계	남	여

	주종 질병별	계	근로금지 및 제한	작업전환	근로시간단축	근무중치료	추적검사	보호구착용	직업병확진의뢰안내	그 밖의 사항
조치현황	질병 유소견자 계									
	남									
	여									
	직업병 남									
	여									
	작업 관련 질병(야간작업) 남									
	여									
	일반질병 남									
	여									
	으관찰자 계									
	남									
	여									
	직업병 남									
	여									
	작업 관련 질병(야간작업) 남									
	여									
	일반질병 남									
	여									

작성일 : 년 월 일

송부일 : 년 월 일

검진기관명 :

사 업 주 :   (서명 또는 인)

고용노동부
지방고용노동청(지청)장 귀하

210mm×297mm[일반용지 60g/㎡(재활용품)]

3) 유소견자 확인하기

건강진단기관으로부터 받은 검진 결과서 뒤쪽에 보면 아래와 같은 양식도 있어요.

공정(부서)	성명	성별	나이	근속 연수	건강 구분	검진 소견[2]	사후관리 소견[2]	업무수행 적합 여부[3]

근로자 건강진단 사후관리 소견서[1]

사업장명: 실시기간:

년   월   일

건강진단 기관명: 건강진단 의사명: (서명 또는 인)

양식에서 [건강구분]란에 유소견자마다 알파벳 여러 개가 표시되어 나타날 텐데요. 정리하면 아래와 같습니다.

건강관리 판정 구분		관리 기준
A	정상	정상
B		경미한 이상 소견 있으나 사후 관리 조치 불필요
C, C2	일반질병 요관찰자	일반질병 예방을 위한 적절한 의학적 및 사후 관리 필요
C1 (유해물질) CN (야간근로)	직업병 요관찰자	직업병 예방을 위하여 적절한 의학적 및 사후 관리 필요
D1 (유해물질) DN (야간근로)	직업병 유소견자	직업병 소견이 있어 적절한 의학적 및 직업적 사후 관리 필요
D2	일반질병 유소견자	일반질병 소견이 있어 적절한 의학적 및 사후 관리 필요
R		1차 건강진단 결과 이상 소견으로 2차 건강진단 필요

✎ 건강검진 결과 확인 후 보건관리자가 할 일

√ 〈산업안전보건법시행규칙〉 210조(건강진단 결과에 따른 사후 관리 등)를 보면 건강진단 결과에 따라 근로 금지 및 제한, 작업

전환, 근로시간 단축, 직업병이 맞는지 확인이 필요한 근로자들이 발생이 되는데 대상자들을 상담하고 안내하는 등의 사후 관리를 해야 한다고 나와 있어요. 또한 〈산업안전보건법시행령〉 제22조(보건관리자의 업무 등)를 읽어 보면 보건관리자는 건강진단 결과 발견된 질병자의 요양지도 및 관리를 해야 한다고 나와 있어요. 이러한 근거로 건강검진 결과 유소견자 명단이 확인되면 보건관리자는 유소견자들의 건강관리를 해야 합니다.

√ 앞의 표에서 건강관리 판정 구분의 A, B 판정을 제외하고는 모두 유소견자로서 보건관리자의 관리가 들어가야 하는데요. 기본적으로 면담을 진행하시면 됩니다. 면담할 때에는 해당 근로자에게 유소견 질환에 대한 설명과 생활 습관(치료 상태, 음주, 흡연량, 운동 습관, 체중, 자각 증상 등)을 확인하여 체크하시고 면담 일지를 만들어 기록하세요.

√ 고혈압, 당뇨 유소견자들은 혈압/혈당 체크 주기적으로 하면 되고요. 특수검진 유소견자들은 보호구 착용 점검 체크리스트를 만들어서 보호구 착용 점검도 주기적으로 하시면 좋아요.
면담할 때 대부분의 근로자들이 호의적이라기보다는 본인 건강관리에 대한 거부감을 표출할 수 있습니다. 그렇기 때문에 최대한 친절하고 불편하지 않게 면담을 시도하세요. 면접 보듯이,

취조하듯이 질문하지 않고 편안한 분위기를 유도하시면 됩니다. 그리고 면담을 위해서 개인정보보호 서약을 받아야 하는데요. 이는 건강검진 진행하기 전에 검진센터에서 받아 달라고 하면 되거나 인사팀에서 입사 시 받아 놓은 개인정보보호 서약 양식을 확인하시고 그것으로 대체하셔도 됩니다.

√특히 〈산업안전보건법시행규칙〉 210조(건강진단 결과에 따른 사후관리 등)에 나와 있듯이 특수건강진단, 수시건강진단, 임시건강진단의 결과 특정 근로자에 대하여 근로 금지 및 제한, 작업 전환, 근로시간 단축, 직업병 확진 의뢰 안내의 조치가 필요하다는 의사의 소견이 있는 건강진단 결과표를 받은 근로자한테는 그에 맞는 조치를 한 후에 그 결과를 관할 고용노동부에 보내야 해요.

근골격계 유해요인 조사

근골격계 유해요인 조사는 단순 반복작업 또는 인체에 과도한 부담을 주는 작업에 대한 유해요인 조사를 정기적으로 실시함으로써 근골격계 직업성 질병을 예방하기 위한 목적으로 내용은 〈산업안전보건기준에 관한 규칙〉 제656조부터 제661조까지 나와 있습니다.

정기조사는 3년마다 한 번씩 진행하지만 신설되는 사업장은 신설일부터 1년 이내에 최초의 유해요인 조사를 해야 합니다. 또한 근골격계 질환과 관련된 산재가 발생하였을 때, 근골격계 질환을 발생시킬 수 있는 작업 설비나 작업환경이 바뀌었을 때에도 수시조사를 진행해야 합니다.

근골격계 유해요인 조사 방법과 순서는 다음과 같아요.

계획	조사 내용
유해요인 기본조사	1) 작업 공정별 근골격계 부담작업 체크리스트 작성 2) 작업장 상황조사 및 작업조건 조사하여 기본조사표 작성 3) 현장 방문 관찰 및 필요시 작업 사진 촬영
근골격계질환 증상 조사	1) 유해요인과의 부합성 확인 목적 2) 증상과 징후, 직업력, 근무 형태, 과거 질병력 등
정밀평가 (작업분석·평가도구)	1) 근골격계질환 발생 위험이 높은 작업 공정에 적용
결과분석 및 개선계획 수립	1) 우선순위에 따른 개선 계획 수립(작업환경개선계획서) 2) 작업 내용별 개선 방안 결정(지정된 조사자, 근로자, 해당 부서장) 3) 해당 근로자에게 알림(통지의 의무)
개선계획 실행 및 평가	1) 작업 개선 전후의 유해요인 노출 특성 변화 체크 2) 예방관리 프로그램 실시

근골격계 유해요인 조사를 진행하기 위해서는 안전보건공단 사이트(www.kosha.or.kr)만 참고하세요. 사이트 들어가 보면 상위 카테고리에 [사업소개]가 있어요. 그걸 눌러 보시면 안전보건공단에서 하는 여러 사업들이 나오는데 그중에서 [산업보건]을 들어가 보면 [근골격계질환예방]이 보일 거예요. 그곳에 유해요인 조사를 할 수 있는 자료와 내용들이 다 나와 있답니다.

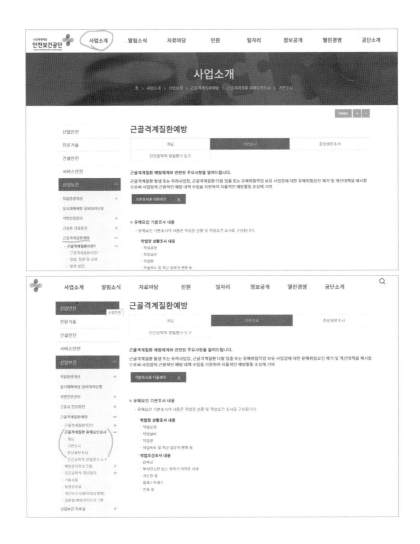

　　근골격계 유해요인 조사는 안전관리자가 할 수도, 보건관리자가
할 수도 혹은 안전관리자, 보건관리자, 노동조합 간부 인원과 다 같
이 진행할 수도 있습니다. 어찌 되었든 보건관리자가 근골격계 유

해요인 조사 및 작업환경 개선, 예방관리 프로그램에도 깊이 관여
되어 있으니 하는 방법을 잘 알아 두면 좋겠지요? 다음은 제가 했던
방법입니다.

✎ 근골격계 유해요인 조사하는 쉬운 방법

√ 필요 양식: 모든 양식은 안전보건공단 홈페이지에 다 있습니
다. 혹시 못 찾는 양식이 있다면 검색창에 양식 이름 검색하면
나와요.

① 근골격계부담작업 체크리스트
② 유해요인 기본조사표
③ 근골격계질환 증상조사표
④ 정밀평가 도구(저는 OWAS로 했어요. 가장 단순함.)
⑤ 작업환경 개선 계획서

√ 1단계: 각 팀의 관리감독자 혹은 팀장님을 찾아가서 ①번 양식
(근골격계부담작업 체크리스트)을 작성해 달라고 하세요. 작성
하는 방법도 함께 설명드려야 하겠지요?

근골격계부담작업 체크리스트

사업장명		조사일자		조사자	
공정명		공정내용			

구분										
노출시간	하루에 총 4시간 이상	하루에 총 2시간 이상	하루에 총 2시간 이상	하루에 총 2시간 이상	하루에 총 2시간 이상	하루에 총 2시간 이상	하루에 총 2시간 이상	—	하루에 총 2시간 이상	하루에 총 2시간 이상
노출빈도							하루에 총 10회 이상	하루에 총 25회 이상	분당 2회 이상	시간당 10회 이상
신체부위	손, 손가락	목, 어깨, 손목, 손, 팔꿈치	어깨, 팔	손, 허리	다리, 무릎	손가락	손	허리	손, 무릎	허리
작업자세 및 내용	집중적인 자료입력 작업 (마우스, 키보드 사용)	같은 동작 반복작업	머리 위에 손·팔꿈치 몸통으로부터 들기·팔을 몸 뒤쪽에 위치	구부리거나 비틈	쪼그리고 앉거나 무릎을 굽힘	한 손가락 집기타입	물건을 갖는 작업	물건을 드는 작업	무릎아래/어깨 위에 들기·팔을 뻗은 상태에서 물건을 드는 작업	물건을 드는 작업 · 반복적인 충격
무게						· 1kg 이상의 물건 · 2kg 이상에 상응하는 힘	· 4.5kg 이상의 물건 · 동일한 무게의 힘	25kg 이상	10kg 이상	4.5kg 이상
단위작업명										

1. 한국산업안전보건공단

위의 양식에서 '공정명'은 해당 팀에서 주로 하는 작업명, '공정 내용'은 공정명의 구체적인 작업 내용을 적으시면 됩니다. 또한 '단위작업명'은 해당 팀에서 하는 여러 작업 활동 이름을 적으면 되어요.

▶ 예시)

공정명	공정 내용	단위작업명
조리	주방에서 음식을 조리	음식 조리, 식자재 다듬기, 조리기구 세척 작업 등
시설 조경	건물의 전반적 조경 관리	잡초 제거, 식물에 물 주기, 나무 잔가지 치기 등
미화	실내·외 청소	건물 주변 쓰레기 줍기, 복도 물청소 작업 등

또한 앞 그림의 '구분'에 보시면 작업 자세에 대한 11개의 그림이 나와 있죠? 순서대로 '부담작업 1호~11호'라고 지칭합니다. 그리고 각 '단위작업명' 옆에 빈 란들이 있지요? 이 칸은 각 단위작업명에 1호~11호 각 그림의 자세를 대입해 해당 작업 자세가 나오면 ○, 아니면 ×로 표시합니다.

각 팀장님(혹은 관리감독자)께 ①번 양식(근골격계부담작업 체크리스트)을 드리면서 ③번 양식(근골격계질환 증상조사표)도 함께 드리세요. 설문지는 해당 팀 전 직원들에게 나눠 주어 개인별로 작성한 후 취합하여 달라고 하면 됩니다.

근골격계질환 증상조사표

I. 아래 사항을 직접 기입해 주시기 바랍니다.

성 명		연 령	만 _____ 세
성 별	□ 남 ___ □ 여	현 직장경력	_____ 년 _____ 개월째 근무 중
작업부서	_____ 부 _____ 라인 _____ 작업(수행작업)	결혼여부	□ 기혼 ___ □ 미혼
현재하고 있는 작업(구체적으로)	작 업 내 용 : _____ 작 업 기 간 : _____ 년 _____ 개월째 하고 있음		
1일 근무시간	_____ 시간 근무 중 휴식시간(식사시간 제외) _____ 분씩 _____ 회 휴식		
현작업을 하기 전에 했던 작업	작 업 내 용 : _____ 작 업 기 간 : _____ 년 _____ 개월 동안 했음		

1. 규칙적인(한번에 30분 이상, 1주일에 적어도 2-3회 이상) 여가 및 취미활동을 하고 계시는 곳에 표시(∨)하여 주십시오.
   □ 게임 등 컴퓨터 관련 활동   □ 피아노, 드럼펫 등 악기연주   □ 뜨개질, 붓글씨 등
   □ 테니스, 축구, 농구, 골프 등 스포츠 활동   □ 해당사항 없음

2. 귀하의 하루 평균 가사노동시간(밥하기, 빨래하기, 청소하기, 2살 미만의 아이 돌보기 등)은 얼마나 됩니까?
   □ 거의 하지 않는다   □ 1시간 미만   □ 1-2시간 미만   □ 2-3시간 미만   □ 3시간 이상

Ⅱ. **지난 1년 동안** 손/손가락/손목, 팔/팔꿈치, 어깨, 목, 허리, 다리/발 중 어느 한 부위
  에서라도 귀하의 작업과 관련하여 통증이나 불편함(통증, 쑤시는 느낌, 뻣뻣함, 화끈
  거리는 느낌, 무감각 혹은 찌릿찌릿함 등)을 느끼신 적이 있습니까?

  □ 아니오(수고하셨습니다. 설문을 다 마치셨습니다.)
  □ 예("예"라고 답하신 분은 아래 표의 **통증부위**에 체크(∨)하고, 해당 **통증부위**의
    세로줄로 내려가며 해당사항에 체크(∨)해 주십시오)

통증 부위	목 ( )	어깨 ( )	팔/팔꿈치 ( )	손/손목/손가락 ( )	허리 ( )	다리/발 ( )
1. 통증의 구체적 부위는?		□ 오른쪽 □ 왼쪽 □ 양쪽 모두	□ 오른쪽 □ 왼쪽 □ 양쪽 모두	□ 오른쪽 □ 왼쪽 □ 양쪽 모두		□ 오른쪽 □ 왼쪽 □ 양쪽 모두
2. 한번 아프기 시작하면 통증 기간은 **얼마 동안** 지속됩니까?	□ 1일 미만 □ 1일 - 1주일 미만 □ 1주일 - 1달 미만 □ 1달 - 6개월 미만 □ 6개월 이상	□ 1일 미만 □ 1일 - 1주일 미만 □ 1주일 - 1달 미만 □ 1달 - 6개월 미만 □ 6개월 이상	□ 1일 미만 □ 1일 - 1주일 미만 □ 1주일 - 1달 미만 □ 1달 - 6개월 미만 □ 6개월 이상	□ 1일 미만 □ 1일 - 1주일 미만 □ 1주일 - 1달 미만 □ 1달 - 6개월 미만 □ 6개월 이상	□ 1일 미만 □ 1일 - 1주일 미만 □ 1주일 - 1달 미만 □ 1달 - 6개월 미만 □ 6개월 이상	□ 1일 미만 □ 1일 - 1주일 미만 □ 1주일 - 1달 미만 □ 1달 - 6개월 미만 □ 6개월 이상
3. 그때의 아픈 정도는 **어느 정도** 입니까? (보기 참조)	□ 약한 통증 □ 중간 통증 □ 심한 통증 □ 매우 심한 통증 〈보기〉	□ 약한 통증 □ 중간 통증 □ 심한 통증 □ 매우 심한 통증	□ 약한 통증 □ 중간 통증 □ 심한 통증 □ 매우 심한 통증	□ 약한 통증 □ 중간 통증 □ 심한 통증 □ 매우 심한 통증	□ 약한 통증 □ 중간 통증 □ 심한 통증 □ 매우 심한 통증	□ 약한 통증 □ 중간 통증 □ 심한 통증 □ 매우 심한 통증
		약한 통증 : 약간 불편한 정도이나 작업에 열중할 때는 못 느낀다 **중간 통증** : 작업 중 통증이 있으나 귀가 후에 휴식을 취하면 괜찮다 **심한 통증** : 작업 중 통증이 비교적 심하고 귀가 후에도 통증이 계속된다 **매우 심한 통증** : 통증 때문에 작업은 물론 일상생활을 하기가 어렵다				
4. **지난 1년 동안** 이러한 증상을	□ 6개월에 1번 □ 2-3달에 1번	□ 6개월에 1번 □ 2-3달에 1번	□ 6개월에 1번 □ 2-3달에 1번	□ 6개월에 1번 □ 2-3달에 1번	□ 6개월에 1번 □ 2-3달에 1번	□ 6개월에 1번 □ 2-3달에 1번

해당 설문지는 서면으로 받아도 되지만 회사 내 인트라넷에 설문
지를 게시하여 설문 작성을 요청하거나 구글 혹은 네이버폼에 설문
지를 만들어 직원들에게 접속하여 진행해 달라고 하면 됩니다. 저
는 너무 오래전부터 했던 일이라서 그런지 이렇게 서면으로 받는
아날로그 형식이 아직은 잘 맞더라고요. 그리고 설문지 실물을 직
접 보여 드리고 작성 요청을 하면 설문지 작성에 대한 의무감을 조
금 더 느끼시는 것 같아요.

  √ 2단계: ①번 양식(근골격계부담작업 체크리스트)을 먼저 취합

하여 잘 살펴봅니다. 그곳에서 'O'라고 체크된 단위작업명에 대한 유해요인 기본조사를 실시하면 됩니다. 유해요인조사표는 총 3장으로 이루어져 있습니다.

유해요인조사표

가. 조사 개요

조 사 일 시		조 사 자	
부 서 명			
작업공정명			
작 업 명			

나. 작업장 상황 조사

작 업 설 비	☐ 변화 없음 ☐ 변화 있음(언제부터)

2단계 : 작업별 작업부하 및 작업빈도 (근로자 면담)

작업 부하(A)	점수	작업 빈도(B)	점수
매우 쉬움	1	3개월마다(년 2~3회)	1
쉬움	2	가끔(하루 또는 주 2~3일에 1회)	2
약간 힘듦	3	자주(1일 4시간)	3
힘듦	4	계속(1일 4시간 이상)	4
매우 힘듦	5	초과근무 시간(1일 8시간 이상)	5

단위작업명	부담작업(호)	작업부하(A)	작업빈도(B)	총점수(A×B)
1)				
2)				
3)				

첫 번째 장에 보이는 '작업공정명'은 부담작업 체크리스트의 '공정명'을 적고, '작업명'은 부담작업 체크리스트의 '공정 내용'을 똑같이 적으면 됩니다.

유해요인조사표 양식 두 번째 페이지의 항목은 근로자와 직접 면담하여 근로자가 느끼는 작업부하 및 작업빈도 점수를 넣고 총점수를 계산하면 됩니다. 이렇게 도출된 총점수는 나중에 작업환경 개선 시 개선 우선순위 정할 때 기준표로 삼으면 됩니다.

3 단계 : 유해요인평가			
작 업 명	의자포장 및 운반	**근로자명**	홍길동
포장상자에 의자 넣기		포장된 상자 수레 당기기	
사진 또는 그림		사진 또는 그림	

작업별로 관찰된 유해요인에 대한 원인분석(*<작성방법> 유해요인 설명을 참조)

단위작업명	포장상자에 의자 넣기		부담작업(호)	2 , 3, 9
유해요인		발생 원인		비고
반복동작(2호)		의자를 포장상자에 넣기 위해 어깨를 반복적으로 들어 올림		
부자연스런 자세(3호)		어깨를 들어 올려 뻗침		
과도한 힘(9호)		12kg 의자를 들어 올림		

위의 사진은 유해요인평가의 예시입니다. 근로자의 해당 작업 자세 사진을 반드시 첨부하시고요. 얼굴은 안 나와도 됩니다. 단, 부담작업 체크리스트의 단위작업명에서 'ㅇ'가 나온 항목만 조사하면 되

고요. 이 조사는 근로자와 직접 면담을 통해 이루어져야 합니다.

다음은 유해요인 조사 방법에 대한 설명입니다. [다. 작업조건 조사] 부분을 주의 깊게 보시면 됩니다.

<table>
<tr><td colspan="2" align="center">작성방법</td></tr>
<tr><td colspan="2">가. 조사 개요</td></tr>
<tr><td colspan="2">- 작업공정명에는 해당 작업의 포괄적인 공정명을 적고(예. 도장공정, 포장공정 등), 작업명에는 해당 작업의 보다 구체적인 작업명을 적습니다(예. 자동차휠 공급작업, 의자포장 및 공급작업 등)</td></tr>
<tr><td colspan="2">나. 작업장 상황 조사</td></tr>
<tr><td colspan="2">- 근로자와의 면담 및 작업관찰을 통해 작업설비, 작업량, 작업속도 등을 적습니다.</td></tr>
<tr><td colspan="2">- 이전 유해요인 조사일을 기준으로 작업설비, 작업량, 작업속도, 업무형태의 변화 유무를 체크하고, 변화가 있을 경우 언제부터/얼마나 변화가 있었는지를 구체적으로 적습니다.</td></tr>
<tr><td colspan="2">다. 작업조건 조사 (앞장의 작성예시를 참고하여 아래의 방법으로 작성)</td></tr>
<tr><td colspan="2">- (1단계) 가. 조사개요에 기재한 작업명을 적고, 작업내용은 단위작업으로 구분이 가능한 경우 각각의 단위작업 내용을 적습니다(예. 포장상자에 의자넣기, 포장된 상자를 운반수레로 당기기, 운반수레 밀기 등)</td></tr>
<tr><td colspan="2">- (2단계) 단위작업명에는 해당 작업 시 수행하는 세분화된 작업(내용)을 적고, 해당 부담작업을 수행하는 근로자와의 면담을 통해 근로자가 자각하고 있는 작업의 부하를 5단계로 구분하여 점수를 적습니다. 작업빈도도 5단계로 구분하여 해당 점수를 적고, 총점수는 작업부하와 작업빈도의 곱으로 계산합니다.</td></tr>
<tr><td colspan="2">- (3단계) 작업 또는 단위작업을 가장 잘 설명하는 대표사진 또는 그림을 표시합니다. '유해요인'은 아래의 유해요인 설명을 참고하여 반복성, 부자연스런 자세, 과도한 힘, 접촉스트레스, 진동, 기타로 구분하여 적고, '발생 원인'은 해당 유해요인별로 그 유해요인이 나타나는 원인을 적습니다.</td></tr>
<tr><td colspan="2"><유해요인 설명></td></tr>
<tr><td align="center">유해요인</td><td align="center">설명</td></tr>
<tr><td>반복동작</td><td>같은 근육, 힘줄 또는 관절을 사용하여 동일한 유형의 동작을 되풀이해서 수행함</td></tr>
<tr><td>부자연스런, 부적절한 자세</td><td>반복적이거나 지속적으로 팔을 뻗음, 비틈, 구부림, 머리 위 작업, 무릎을 꿇음, 쪼그림, 고정 자세를 유지함, 손가락으로 집기 등</td></tr>
<tr><td>과도한 힘</td><td>작업을 수행하기 위해 근육을 과도하게 사용함</td></tr>
<tr><td>접촉스트레스</td><td>작업대 모서리, 키보드, 작업공구, 가위사용 등으로 인해 손목, 손바닥, 팔 등이 지속적으로 눌리거나 손바닥 또는 무릎 등을 사용하여 반복적으로 물체에 압력을 가함으로써 해당 신체부위가 충격을 받게 되는 것</td></tr>
<tr><td>진동</td><td>지속적이거나 높은 강도의 손-팔 또는 몸 전체의 진동</td></tr>
<tr><td>기타요인</td><td>극심한 저온 또는 고온, 너무 밝거나 어두운 조명 등</td></tr>
</table>

√3단계: ④번 양식(정밀평가 도구)을 이용하여 인간공학적 정밀 평가를 진행합니다. 앞서 말했듯이 저는 OWAS로 진행했어요. 양식은 다음과 같습니다.

OWAS 작업분석 SHEET

부서명		작업설명	
공정명			
분석자			
날 짜			

자료입력 및 분석

신체부위	작업자세형태			
허리	(1) 똑바로 펼	(2) 20도이상 구부림	(3) 20도이상 비틈	(4) 20도이상 비틀어 구부림
상지	(1) 양팔 어깨 아래	(2) 한팔 어깨 위	(3) 양팔 어깨 위	
하지	(1) 앉음 (2) 양발 똑바로 (3) 한발 똑바로 (4) 양무릎 굽힘 (5) 한무릎 굽힘 (6) 무릎 바닥 (7) 걸음			
무게	(1) 10kg 미만	(2) 10~20kg	(3) 20kg 이상	

AC값		(1)			(2)			(3)			(4)			(5)			(6)			(7)		
		(1)	(2)	(3)	(1)	(2)	(3)	(1)	(2)	(3)	(1)	(2)	(3)	(1)	(2)	(3)	(1)	(2)	(3)	(1)	(2)	(3)
(1)	(1)	1	1	1	1	1	1	1	1	1	2	2	2	2	2	2	1	1	1	1	1	1
	(2)	1	1	1	1	1	1	1	1	1	2	2	2	2	2	2	1	1	1	1	1	1
	(3)	1	1	1	1	1	1	1	1	1	2	2	3	2	2	3	1	1	1	1	1	2
(2)	(1)	2	2	3	2	2	3	2	2	3	3	3	3	3	3	3	2	2	2	2	3	3
	(2)	2	2	3	2	2	3	2	3	3	3	4	4	3	4	4	3	3	4	2	3	4
	(3)	3	3	4	2	2	3	3	3	3	3	3	3	4	4	4	4	4	4	2	3	4
(3)	(1)	1	1	1	1	1	1	1	1	1	2	3	3	3	4	4	1	1	1	1	1	1
	(2)	2	2	3	1	1	1	1	1	1	2	4	4	4	4	4	3	3	3	1	1	1
	(3)	2	2	3	1	1	1	2	3	3	3	4	4	4	4	4	4	4	4	1	1	1
(4)	(1)	2	3	3	2	2	3	2	2	3	4	4	4	4	4	4	4	4	4	2	3	4
	(2)	3	3	4	2	3	4	3	4	4	4	4	4	4	4	4	4	4	4	2	3	4
	(3)	4	4	4	2	3	4	3	4	4	4	4	4	4	4	4	4	4	4	2	3	4

AC값

양식을 보니 복잡하시죠? 하는 방법을 알고 나면 매우 단순해요.
해당 양식에서 설명을 덧붙여 다음과 같이 다시 첨부합니다.

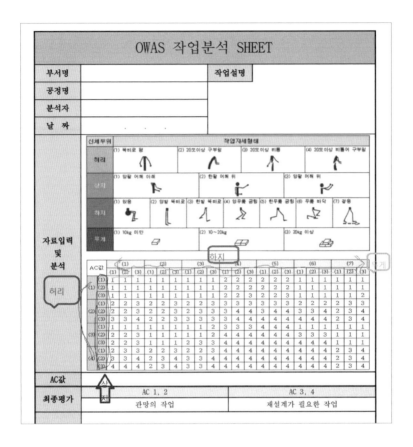

AC값을 기준으로 아래의 바깥쪽 숫자 (1)~(4)는 신체 부위의 '허리'에 해당되고, 그 안쪽에 반복적으로 열거된 숫자 (1)~(3)은 신체 부위의 '상지'에 해당돼요. 그리고 AC값 옆에 가로로 쓰여있는 숫자 중 바깥쪽의 (1)~(7)은 신체 부위의 '하지', 그 안쪽에 반복되는 숫자 (1)~(3)은 '무게'입니다.

따라서 위의 양식으로 OWAS 작업분석을 하면 되는데요.

만약 작업자가 허리를 구부린 채로 컨베이어 벨트 작업장에서 물품 분리 작업을 하고 있다면, '허리(2)-상지(1)-하지(2)-무게(1)'가 나올 거예요. 이렇게 나온 숫자들을 따라가다 보면 만나는 지점의 숫자가 나올 거예요. 이 예시의 AC 판정값은 2점이 나와요.

그러면 AC값에 따른 조치 기준을 알아야겠지요?

AC판정값	조치 기준(작업자세 교정 등)
1	조치 불필요
2	가까운 시일 내에 조치 필요
3	가능한 빨리 조치 필요
4	즉각적인 조치 필요

작업환경 개선 시 AC 판정값으로도 개선 우선순위에 참고를 할 수 있으니 완료된 OWAS 평가표와 유해요인조사표를 잘 보관해 둡니다.

√ 4단계: 앞서 진행하고 있던 증상설문조사를 완료하고 ③번 양식들을 수거하여 분석에 들어갑니다. 증상설문지는 개인별로 모두 분석해야 하는 번거로움이 있어요. 분석 방식은 다음의 증상설문 분석프로그램(Excel)의 첫 번째 sheet(데이터)에 기입합니다.

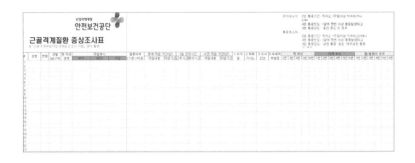

그러면 두 번째 sheet(결과)에 부서/라인/작업별로 각 신체 부위의 통증호소자/관리대상자/정상자 표시가 됩니다.

이 결과물로 사업장의 근골격계 질환 대상자 발생률과 대상자들의 건강 면담 및 예방 프로그램을 진행할 수 있어요.

√5단계: 모든 조사 자료를 토대로 작업환경 개선계획을 세우면 됩니다. ⑤번 양식(작업환경 개선 계획서)을 펼치세요.

작업환경 개선 계획서

공정명	작업명	단위 작업명	문제점(유해요인의 원인)	근로자의 의견	개선방안	추진 일정	개선 비용 (천원)	개선우선순위		
								종합	총점 수	증상 호소 여부

　'공정명/작업명/단위작업명'은 유해요인조사표에 나와 있는 것과 동일하게 적고 '문제점'은 유해요인조사표의 발생원인/유해요인을 적습니다.

　'근로자의 의견'은 말 그대로 해당 근로자의 불편사항을 청취하여 적는 것으로, 원하는 개선 방향이나 휴식시간, 근무시간 조정 등의 의견을 적으면 됩니다.

　'개선방안'은 개선이 시급하고 심각한 상황은 작업환경 자체를 개선하는 것이 아주 좋습니다. 하지만 사업장마다 예산 문제나 개선하기까지의 시간 등을 고려하면 바로 이루어지지 않을 수 있으니 일차적으로는 작은 것부터 바꿔 줍니다. 무거운 물건을 많이 들고 날라야 하는 작업장은 대차, 핸드카 지급, 허리를 구부리는 작업 자세가 많은 경우는 허리 보호대, 오래 서 있는 근무자의 경우 하지 피로 예방 매트 혹은 발 휴식대 지급 등이 있을 수 있어요.

개선 실행을 위한 우선순위는 앞서 말한 대로 유해요인 조사에서의 총점수가 가장 높고 OWAS에서 AC 판정값이 높으며 증상설문지에서 평가된 통증호소자가 가장 많은 순서대로 진행하면 됩니다.

어느 정도 개선 실행이 된 후에 '근골격계 유해요인조사 작업환경 개선 결과'에 대한 보고서 작성 후 결재를 받아 놓는 것도 좋아요. 모든 업무에는 계획서가 있고 결과 보고서가 있어야 하거든요.

근골격계 유해요인조사는 보통 3개월 정도 기간을 설정하세요. 개선 결과까지 나오려면 최대 5개월까지도 걸릴 수 있어요.

물질안전보건자료(MSDS) 및
보호구 관리

물질안전보건자료 관련 법은 〈산업안전보건법〉 제110조부터 제
116조'까지이지만 보건관리자로서 업무 실행하는 데 참고해야 하는
사항은 제114조(물질안전보건자료의 게시 및 교육)와 제115조(물
질안전보건자료대상물질 용기 등의 경고표시), 이 두 개입니다.

제114조(물질안전보건자료의 게시 및 교육) ① 물질안전보건자료대상물질을 취급하려는 사업주는 제110조제1항 또는 제3항에 따라 작성하였거나 제111조제1항부터 제3항까지의
규정에 따라 제공받은 물질안전보건자료를 고용노동부령으로 정하는 방법에 따라 물질안전보건자료대상물질을 취급하는 작업장 내에 이를 취급하는 근로자가 쉽게 볼 수 있는 장소
에 게시하거나 갖추어 두어야 한다.
② 제1항에 따른 사업주는 물질안전보건자료대상물질을 취급하는 작업공정별로 고용노동부령으로 정하는 바에 따라 물질안전보건자료대상물질의 관리 요령을 게시하여야 한다.
③ 제1항에 따른 사업주는 물질안전보건자료대상물질을 취급하는 근로자의 안전 및 보건을 위하여 고용노동부령으로 정하는 바에 따라 해당 근로자를 교육하는 등 적절한 조치를 하
여야 한다.

제115조(물질안전보건자료대상물질 용기 등의 경고표시) ① 물질안전보건자료대상물질을 양도하거나 제공하는 자는 고용노동부령으로 정하는 방법에 따라 이를 담은 용기 및 포장에
경고표시를 하여야 한다. 다만, 용기 및 포장에 담는 방법 외의 방법으로 물질안전보건자료대상물질을 양도하거나 제공하는 경우에는 고용노동부장관이 정하여 고시한 바에 따라 경
고표시 기재 항목을 적은 자료를 제공하여야 한다.
② 사업주는 사업장에서 사용하는 물질안전보건자료대상물질을 담은 용기에 고용노동부령으로 정하는 방법에 따라 경고표시를 하여야 한다. 다만, 용기에 이미 경고표시가 되어 있
는 고용노동부령으로 정하는 경우에는 그러하지 아니하다.

물질안전보건자료(Material Safety Data Sheet)는 모든 사업장, 가

정 등에서 사용하는 유해 화학물질(단일, 혼합물)의 제품명, 제조사, 성분, 위험성, 취급 시 주의사항 등에 대한 정보가 기재된, 다시 말해서 해당 물질을 안전하게 사용하는 방법에 대한 자료를 말합니다.

MSDS 대상 물질이 맞는지 확인하는 기준은 〈산업안전보건법시행규칙〉 별표 18'에 나와 있지만 사업장에서 사용하는 모든 유해 물질이 대부분 해당이 될 것이며, 그 물질에 대한 MSDS를 보관하고 있어야 합니다.

MSDS는 해당 유해 물질을 구매할 때 구매처나 제조사로부터 함께 받으시면 됩니다. 혹시 해당 물질이 수입품이라 MSDS가 영문으로 되어 있다면 한국어 번역본으로 다시 받으세요.

MSDS의 항목 구성은 1번부터 16번까지 이루어져 있으며, 다음과 같습니다.

물질안전보건자료(MSDS)의 항목 구성	
① 화학제품과 회사에 관한 정보	② 유해성·위험성
③ 구성성분의 명칭 및 함유량	④ 응급조치 요령
⑤ 폭발·화재 시 대처방법	⑥ 누출사고 시 대처방법
⑦ 취급 및 저장 방법	⑧ 노출방지 및 개인보호구
⑨ 물리화학적 특성	⑩ 안정성 및 반응성
⑪ 독성에 관한 정보	⑫ 환경에 미치는 영향

⑬ 폐기 시 주의사항	⑭ 운송에 필요한 정보
⑮ 법적 규제 현황	⑯ 그 밖의 참고사항

다음은 MSDS의 한 예시입니다.

물질안전보건자료(MSDS)

1. 화학제품과 회사에 관한 정보

가. 제품명 : E-7100 백색

나. 제품의 권고 용도와 사용상의 제한
제품의 용도 : 건축재료 (욕실용/내공팡이성)

다. 공급자 정보
회사명 : ㈜
주소 :
긴급전화번호 :

2. 유해성·위험성

가. 유해성·위험성 분류
심한 눈 손상성/눈 자극성 : 구분 2
피부 과민성 : 구분 1
만성 수생 환경 유해성 : 구분 3

나. 예방조치 문구를 포함한 경고 표지 항목
그림문자

신고어 : 경고
유해.위험문구 : H317 알레르기성 피부 반응을 일으킬 수 있음
　　　　　　　 H412 장기적인 영향에 의해 수생 생물에게 유해함
예방조치문구 :
　예방　　P261(분진,흄,가스,미스트,증기,스프레이)의 흡입을 피하시오.
　　　　　　P272 작업장 밖으로 오염된 의복을 반출하지 마시오.
　　　　　　P280(보호장갑)을 착용하시오
　대응　　P302 + P352 피부에 묻으면 다량의 비누와 물로 씻으시오.
　　　　　　P333 + P313 피부 자극성 또는 홍반이 나타나면 의학적인 조치, 조언을 구하시오.
　　　　　　P363 다시 사용전 오염된 의복은 세척하시오.
　폐기　　P501 (관련 법규에 명시된 내용에 따라) 내용물과 용기를 폐기하시오.

다. 유해성, 위험성 분류 기준에 포함되지 않는 기타 유해성, 위험성
알려지지 않음.

---

3. 구성 성분의 명칭 및 함유량

화학물질명	관용명 및 이명(異·異)	CAS 번호 또는 식별번호	함유량(%)
Siloxanes and Silicones, di-Me, hydroxy-terminated	Siloxanes and silicones, dimethyl, hydroxy terminated	70131-67-8	50~60
Silicon dioxide	Silica, amorphous, fumed,crystalline free	112945-52-5	1~10
Titanium dioxide		13463-67-7	1~5
Dimethyl siloxane, trimethylsiloxyterminated	Siloxanes and Silicones, diMe	63148-62-9	10~20
Methyltri(ethylmethylketoxime)silane	2-Butanone, 2,2',2''- [O,O',O''- (methylsilylidyne)trioxime]	22984-54-9	1~10
Vinyltri (methylethylketoxime) silane	2-Butanone, 2,2',2''- [O,O',O''- (ethenylsilylidyne)trioxime]	2224-33-1	0~1
N-(3- (Trimethoxysilyl)propyl)ethylenediamine	1,2-Ethanediamine,N1-[3-(trimethoxysilyl)propyl]	1760-24-3	0~1
영업비밀			0~5

4. 응급조치 요령

가. 눈에 들어갔을 때
눈을 문지르지 마시오.
많은 양의 물을 사용하여 적어도 15분 동안 눈을 씻어내시오.

나. 피부에 접촉했을 때
접촉시 즉시 피부를 비누와 다량의 물로 씻어낼 것.
오염된 옷과 신발을 벗을 것.
오염된 옷과 신발은 재사용 하기 전에 세탁할 것.

다. 흡입했을 때
흡입했을 경우 신선한 공기가 있는 곳으로 옮길 것.
증상이 나타나면 의사의 검진을 받을 것.

라. 먹었을 때
삼킨 경우 구토를 유도하지 말 것.
즉시 물로 입을 철저히 씻어 낼 것.
증상이 나타나면 의사의 검진을 받을 것.

마. 기타 의사의 주의사항
오염상황을 의료 관계자에게 알려 그들도 적절한 보호조치를 취하도록 할 것.

5. 폭발·화재시 대처방법

가. 적절한(및 부적절한) 소화제
분말소화기, CO2소화기, 물분무, 알콜성 포말
워터젯을 사용한 소화는 피하시오.

✎ MSDS 관리를 위해 보건관리자가 할 일

√ 각 부서에 해당 물질에 대한 MSDS가 잘 보관되고 비치되어 있는지 확인하세요. 해당 물질이 보관되어 있는 곳과 가장 근접한, 근로자가 잘 볼 수 있는 곳에 MSDS가 보관되어 있어야 하며, 책자 혹은 바인더로 만들어 보관하는 것이 편리합니다.

√ MSDS 관리요령에 대한 게시를 작업공정별로 해야 합니다. 특히 관리대상물질은 더욱 철저히 관리요령 게시를 하세요. 관리요령은 각 부서의 관리감독자님이 만들어서 게시해도 됩니다. 관리감독자님 대부분 잘 모르시기 때문에 보건관리자님이 관리요령 작성 샘플을 제공한다든지, 작성하는 방법을 알려 드리고 작업공정별, 작업 설비가 있는 곳에 게시해 달라고 하시고 점검 나가면 됩니다.

MSDS 관리요령에 들어가야 할 내용은 다음과 같습니다.

물질안전보건자료대상물질의 관리요령 게시 내용 (〈산업안전보건법시행규칙〉 제168조)	MSDS 내용의 참고 내용
① 제품명 →	① 화학제품과 회사에 관한 정보
② 건강 및 환경에 대한 유해성 →	② 유해성·위험성
③ 안전 및 보건상 취급주의 사항 →	⑦ 취급 및 저장 방법
④ 적절한 보호구 →	⑧ 노출방지 및 개인보호구
⑤ 응급조치 요령 및 사고 시 대처 방법 →	④ 응급조치 요령, ⑤ 폭발·화재 시 대처방법

다음은 MSDS 관리요령의 한 예시입니다.

	작업공정별 관리요령	작성일자 2023.07.24

1. 물질명 (제품명)	MB-215	

2. 건강 및 환경에 대한 유해성, 물리적 위험성

● 유해위험 문구
1)피부에 심한 화상과 눈에 손상을 일으킴 2)눈에 심한 손상을 일으킴 3)장기적 영향에 의해 수생생물에게 유독함
● 예방조치 문구
1)분진/흄/가스/미스트/증기/스프레이의 흡입을 피할 것 2)취급 후에는 얼굴과 손, 노출된 피부를를 철저히 씻을 것 3)환경으로 배출하지 말 것 4)보호구 착용할 것 5)잠금장치가 있는 저장장소에 저장할 것

3. 안전 및 보건상의 취급주의 사항

● 안전취급요령
1)적절하게 통풍이 되도록 하고 개인보호장비를 착용할 것 2)본래 용기에 보관하며 어린이들 손이 닿지 않는 곳에 보관할 것 3)용기를 밀폐한 상태에서 시원하며 통풍이 잘 되는 곳에 보관할 것 4)금속성 용기는 속 입힘이 되어 있거야 함

4. 적절한 보호구

5. 응급조치 요령 및 사고 시 대처방법

1)눈 접촉: 다량의 물로 씻을 것. 처음 씻고난 후 콘택트렌즈를 제거하고 최소 15분간 씻을 것. 즉시 의사의 검진을 받을 것.
2)피부 접촉: 오염된 옷과 신발을 제거하고 즉시 다량의 물로 최소 15분동안 씻어낼 것. 독극물관리센터에 전화할 것
3)흡입: 신선한 공기가 있는 곳으로 옮기고 호흡이 멈춘 경우 인공호흡을 할 것. 즉시 의사의 검진을 받을 것.
3)섭취: 소량의 물을 마실 것. 의사 또는 독극물관리센터에 즉시 연락하여 지시가 있지 않는 한 구토를 유도하지 말 것

공급자 정보	회사명	주소	긴급 전화번호

√ 유해물질 취급 부서에서 MSDS 교육이 제대로 이루어지는지 점

검하세요.

MSDS 교육을 해야 하는 경우와 교육 시 필수 내용은 다음과 같
습니다.

MSDS 교육을 해야 하는 경우 (〈산업안전보건법시행규칙〉 제169조)	MSDS 교육 내용 (〈산업안전보건법시행규칙〉 제169조 별표 5)
물질안전보건자료대상물질을 제조·사용·운반 또는 저장하는 작업에 근로자를 배치하게 된 경우	대상화학물질의 명칭 또는 제품명
	물리적 위험성 및 건강 유해성
새로운 물질안전보건자료대상물질이 도입된 경우	취급상의 주의사항
	적절한 보호구
유해성·위험성 정보가 변경된 경우	응급조치 요령 및 사고 시 대처방법
	물질안전보건자료 및 경고표지를 이해하는 방법

√ 교육 시간은 법적으로 정해져 있지 않아 자율적으로 하면 되고,
보건관리자가 직접 교육을 해도 되지만 각 팀의 관리감독자가
진행하는 것이 가장 좋습니다. 교육일지 역시 교육 시간 및 내
용이 반드시 기재되어 보관되어 있어야 합니다.

√ 유해 물질이 포장된 용기나 소분하여 사용하는 용기 등에 경고
표지가 잘 부착되어 있는지 확인하세요. 경고표지에 필수로 들

어가야 하는 내용은 다음과 같습니다.

MSDS 경고표시 기재항목 (〈산업안전보건법시행규칙〉 제170조)	세부 내용
명칭	제품명
그림문자	화학물질의 분류에 따라 유해·위험의 내용을 나타내는 그림
신호어	유해·위험의 심각성 정도에 따라 표시하는 "위험" 또는 "경고" 문구
유해·위험 문구	화학물질의 분류에 따라 유해·위험을 알리는 문구
예방조치 문구	화학물질에 노출되거나 부적절한 저장·취급 등으로 발생하는 유해·위험을 방지하기 위하여 알리는 주요 유의사항
공급자 정보	물질안전보건자료대상물질의 제조자 또는 공급자의 이름 및 전화번호 등

다음은 MSDS 경고표시의 예시입니다.

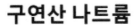

구연산 나트륨

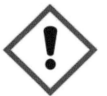

신호어 **경고**

공급자 정보:

유해·위험문구
● 눈에 심한 자극을 일으킴

예방조치문구
● 취급 후에는 취급 부위를 철저히 씻을 것
● 취급 시 보호구 착용할 것
● 눈 접촉 시 몇 분동안 물로 조심해서 씻고 가능하면 콘택트렌즈를 제거할 것
● 눈에 자극이 지속되면 의학적인 조치 및 조언을 구할 것

(명　칭)

(그림문자　예시)　　　(신　호　어)

유해 · 위험 문구 :

예방조치 문구 :

공급자 정보　:

√ MSDS 내용 중 '⑧ 노출 방지 및 개인보호구' 내용과 맞게 해당 팀에 적절한 보호구 제공이 되고 있으며 물질 취급 시 보호구를 올바르게 착용하는지 확인하세요.

√ MSDS 내용 중 '⑮ 법적규제 현황'에 대한 내용을 실시하세요.

---

15. 법적규제 현황

가. 산업안전보건법에 의한 규제
    니켈   관리대상유해물질
                      작업환경측정대상물질 (측정주기 : 6 개월)
                      특수건강진단대상물질 (진단주기 : 12 개월)
                      노출기준설정물질
                      허용기준설정물질
    망가니즈   관리대상유해물질
                      작업환경측정대상물질 (측정주기 : 6 개월)
                      특수건강진단대상물질 (진단주기 : 12 개월)
                      노출기준설정물질
    철   관리대상유해물질
                      작업환경측정대상물질 (측정주기 : 6 개월)
    실리콘   노출기준설정물질
    활성 탄소   노출기준설정물질
나. 유해화학물질관리법에 의한 규제
    니켈   자료없음
    망가니즈   자료없음
    철   자료없음
    실리콘   자료없음
    활성 탄소   자료없음
다. 위험물안전관리법에 의한 규제
    니켈   자료없음
    망가니즈   자료없음
    철   자료없음
    실리콘   제 2 류 금속분 500 kg
    활성 탄소   자료없음
라. 폐기물관리법에 의한 규제
    니켈   자료없음
    망가니즈   자료없음
    철   자료없음

특히 아래의 네 가지 내용은 보건관리자가 철저하게 챙겨야 합니다.

MSDS 15번 내용	조치해야 할 사항	세부 내용
관리대상 유해물질	- 특별 교육 실시 (《산업안전보건법시행규칙》 제26조 별표 5) 작업공정별 관리요령 게시 특별관리물질 확인	- 취급물질 상태 및 인체에 미치는 영향, 국소배기장치 등 안전설비에 대한 내용, 안전한 작업방법 및 보호구 착용 등 교육 교육일지 확인 점검
특별관리물질	특별관리물질 취급일지 작성 근로자에게 특별관리물질에 대한 고지	취급일지에는 물질명, 사용량, 작업 내용이 들어가야 함.
작업환경측정 대상물질	MSDS 내용에 따라 측정주기에 맞춰 작업환경측정 진행	작업환경측정 업체에 의뢰하여 실시
특수건강진단 대상물질	MSDS 내용에 따라 진단주기에 맞춰 유해물질 취급근로자의 특수건강진단 진행	특수건강진단 기관에 의뢰하여 실시

4

직무스트레스 평가

〈산업안전보건기준에 관한 규칙〉 제669조(직무스트레스에 의한 건강장해 예방조치)를 보면 6가지 항목이 있는데요. 그중에 보건관리자가 직접적으로 참여하고 관리해야 하는 항목이 1항(직무스트레스 평가)과 6항(뇌·심혈관질환 발병 위험도 평가)입니다. 그중에 직무스트레스 평가 방법에 대해 알려드릴게요.

안전보건공단 홈페이지 검색창에 '직무스트레스 평가 도구'로 검색하면 〈직무스트레스요인 측정 지침〉이 나올 거예요. 첨부된 매뉴얼을 다운로드해 그대로 따라 하시면 됩니다. 그래도 요약해서 다시 설명드릴게요.

근로자를 위한 직무스트레스 평가 도구(설문지)는 총 네 가지가 있는데요. ① 기본형 43문항, ② 단축형 24문항, ③ 단축형 26문항, ④ 19문항(감정노동 연계형)입니다. 이 중에 ④번 도구는 서비스업에서 사용하면 될 것 같고, 설문 항목이 너무 많으면 근로자들이 성의 없게 답하거나 불평이 있을 수 있어 일반 회사에서는 ②번 혹은 ③번 도구를 이용하는 것으로 권장합니다.

직무스트레스 평가 설문지의 항목들은 8개의 직무스트레스 요인에 따른 영역으로 나누어져 있는데 영역마다 항목의 개수는 다음과 같습니다.

직무스트레스 요인 영역 ↓	기본형 43문항	단축형 24문항	단축형 26문항	감정노동 연계형 19문항
물리적 환경	3	-	2	2
직무 요구	8	4	4	3
직무 자율	5	4	4	2
관계 갈등	4	3	3	2
직무 불안정	6	2	2	2
조직 체계	7	4	4	4
보상 부적절	6	3	3	2
직장 문화	4	4	4	-
일-삶의 균형	-	-	-	2

설문지 응답 후 결과는 영역별로 점수를 도출한 다음 다음과 같이 환산하여 평가합니다.

영역별 환산 점수 = (해당 영역의 각 문항에 주어진 점수의 합-문항 개수)×100/(해당 영역의 예상 가능한 최고 총점-문항 개수)

단, 감정노동연계형 19문항 설문지는 환산을 할 필요 없이 각 영역별로 합산하여 점수를 도출하면 됩니다.

점수가 도출이 되면 각 영역별 점수에 따른 의미를 해석할 수 있는데 단축형 26문항 설문지와 점수 기준표를 첨부하였으니 참고하세요.

<별표5> 한국인 직무스트레스 측정도구 KOSS-SF2, 26 문항)

항목	설문내용	전혀 그렇지 않다	그렇지 않다	그렇다	매우 그렇다
물리환경	1. 내 일은 위험하며 사고를 당할 가능성이 있다.	1	2	3	4
	2. 내 업무는 불편한 자세로 오랫동안 일을 해야 한다	1	2	3	4
직무요구	3. 나는 일이 많아 항상 시간에 쫓기며 일한다.	1	2	3	4
	4. 업무량이 현저하게 증가하였다.	1	2	3	4
	5. 업무 수행 중에 충분한 휴식(밥)이 주어진다.	4	3	2	1
	6. 여러 가지 일을 한꺼번에 해야 한다.	1	2	3	4
직무자율 (직무자율성 결여)	7. 내 업무는 창의력을 필요로 한다.	4	3	2	1
	8. 내 업무를 수행하기 위해서는 높은 수준의 기술이나 지식이 필요하다.	4	3	2	1
	9. 작업시간, 업무수행과정에서 나에게 결정할 권한이 주어지며 영향력을 행사할 수 있다.	4	3	2	1
	10. 나의 업무량과 작업스케줄을 스스로 조절할 수 있다.	4	3	2	1
관계갈등 (사회적 지지부족)	11. 나의 상사는 업무를 완료하는데 도움을 준다.	4	3	2	1
	12. 나의 동료는 업무를 완료하는데 도움을 준다.	4	3	2	1
	13. 직장에서 내가 힘들 때 내가 힘들다는 것을 알아주고 이해해주는 사람이 있다.	4	3	2	1
직무불안정 (직업불안정성)	14. 직장사정이 불안하여 미래가 불확실하다.	1	2	3	4
	15. 나의 근무조건이나 상황에 바람직하지 못한 변화 (예, 구조조정)가 있었거나 있을 것으로 예상된다.	1	2	3	4
조직체계 (조직 불공정성)	16. 우리 직장은 근무평가, 인사제도(승진, 부서배치)가 공정하고 합리적이다.	4	3	2	1
	17. 업무수행에 필요한 인력, 공간, 시설, 장비, 훈련 등의 지원이 잘 이루어지고 있다.	4	3	2	1
	18. 우리 부서와 타 부서 간에는 마찰이 없고 업무 협조가 잘 이루어진다.	4	3	2	1
	19. 일에 대한 나의 생각을 반영할 수 있는 기회와 통로가 있다.	4	3	2	1
보상부적절	20. 나의 모든 노력과 업적을 고려할 때, 나는 직장에서 제대로 존중과 신임을 받고 있다.	4	3	2	1
	21. 내 사정이 앞으로 더 좋아질 것을 생각하면 힘든 줄 모르고 일하게 된다.	4	3	2	1
	22. 나의 능력을 개발하고 발휘할 수 있는 기회가 주어진다.	4	3	2	1
직장문화	23. 회식자리가 불편하다.	1	2	3	4
	24. 기준이나 일관성이 없는 상태로 업무지시를 받는다.	1	2	3	4
	25. 직장의 분위기가 권위적이고 수직적이다.	1	2	3	4
	26. 남성, 여성이라는 성적인 차이 때문에 불이익을 받는다.	1	2	3	4

보건관리자 실무 뽀개기

<별표 6> 한국인 직무스트레스 KOSS-SF2, 26 문항 참고치(남자)

항목	본인 점수	회사 평균	참고치				점수의 의미
			하위25% A(정상)	하위50% B(경계)	상위50%	상위25% C(고위험)	
물리환경			33.3이하	33.4~44.4	44.5~66.6	66.7이상	점수가 높을수록 물리환경이 상대적으로 나쁘다
직무요구			41.6이하	41.7~50.0	50.1~58.3	58.4이상	점수가 높을수록 직무요구도가 상대적으로 높다
직무자율성 결여			41.6이하	41.7~50.0	50.0~66.6	66.7이상	점수가 높을수록 직무자율성이 상대적으로 낮다
관계갈등			–	33.3이하	33.4~44.4	44.5이상	점수가 높을수록 관계갈등이 상대적으로 높다
직무불안정			33.3이하	33.4~50.0	50.1~66.6	66.7이상	점수가 높을수록 직업이 상대 적으로 불안정하다
조직체계			41.6이하	41.7~50.0	50.1~66.6	66.7이상	점수가 높을수록 조직이 상대 적으로 체계적이지 않다
보상부적절			33.3이하	33.4~55.5	55.6~66.6	66.7이상	점수가 높을수록 보상체계가 상대적으로 부적절하다
직장문화			33.3이하	33.4~41.6	41.7~50.0	50.1이상	점수가 높을수록 직장문화가 상대적으로 스트레스 요인이다
단축형총점			42.4이하	42.5~48.4	48.5~54.7	54.8이상	점수가 높을수록 직무스트레스 가 상대적으로 높다

<별표 7> 한국인 직무스트레스 KOSS-SF2, 26 문항 참고치(여자)

항목	본인 점수	회사 평균	참고치				점수의 의미
			하위25% A(정상)	하위50% B(경계)	상위50%	상위25% C(고위험)	
물리환경			33.3이하	33.4~44.4	44.5~55.5	55.6이상	점수가 높을수록 물리환경이 상대적으로 나쁘다
직무요구			50.0이하	50.1~58.3	58.4~66.6	66.7이상	점수가 높을수록 직무요구도가 상대적으로 높다
직무자율성 결여			50.0이하	50.1~58.3	58.4~66.6	66.7이상	점수가 높을수록 직무자율성이 상대적으로 낮다
관계갈등			–	33.3이하	33.4~44.4	44.5이상	점수가 높을수록 관계갈등이 상대적으로 높다
직무불안정			–	33.3이하	33.4~50.0	50.1이상	점수가 높을수록 직업이 상대 적으로 불안정하다
조직체계			41.6이하	41.7~50.0	50.1~66.6	66.7이상	점수가 높을수록 조직이 상대 적으로 체계적이지 않다
보상부적절			44.4이하	44.5~55.5	55.6~66.6	66.7이상	점수가 높을수록 보상체계가 상대적으로 부적절하다
직장문화			33.3이하	33.4~41.6	41.7~50.0	50.1이상	점수가 높을수록 직장문화가 상대적으로 스트레스 요인이다
단축형총점			44.4이하	44.5~50.0	50.1~55.6	55.7이상	점수가 높을수록 직무스트레스 가 상대적으로 높다

설명으로는 많이 혼란스러울 수가 있어 예시로 다시 설명하겠습니다.

단축형 26문항 설문지 응답을 마친 남성 근로자 1의 각 영역별 가상 응답 점수를 응용하여 점수 환산을 해 보겠습니다. (실제 설문은 익명으로 받습니다.)

근로자 1(남성)	문항 수	예상 최고 총점	응답 점수	환산 점수	참고치
물리적 환경	2	8	5	(5-2)×100/(8-2)= 50	B(경계)
직무 요구	4	16	12	(12-4)×100/(16-4)= 66.7	C(고위험)
직무 자율	4	16	9	(9-4)×100/(16-4)= 41.7	A(정상)
관계 갈등	3	12	6	(6-3)×100/(12-3)= 33.3	A(정상)
직무 불안정	2	8	7	(7-2)×100/(8-2)= 83.3	C(고위험)
조직 체계	4	16	11	(11-4)×100/(16-4)= 58.3	B(경계)
보상 부적절	3	12	7	(7-3)×100/(12-3)= 44.4	A(정상)
직장 문화	4	16	11	(11-4)×100/(16-4)= 58.3	C(고위험)
총평	근로자 1은 직무 요구, 직무 불안정, 직장 문화에 대한 직무스트레스 위험이 있으며 물리적 환경 및 조직 체계에도 스트레스에 노출될 수 있다.				

이러한 방식으로 전체 직원의 직무스트레스 평가를 할 수 있으며

결과는 성별, 부서별, 직무별, 직급별 등으로도 구분 지어 어떤 그룹이 직무스트레스의 위험도가 높은지 확인할 수 있습니다.

도구 유형 중 감정노동연계형 19문항을 진행하는 서비스군은 안전보건공단 홈페이지에서 〈고객응대 근로자의 감정노동평가 지침〉을 함께 다운로드해 지침에 나와 있는 〈한국형 감정노동 평가 도구 11문항〉과 함께 설문 진행을 하는 것이 좋습니다.

근로자 수가 많은 대기업이나 중견기업 등 보건관리자가 직무스트레스 평가를 진행하기 어려운 상황이라면 직무스트레스 측정 및 컨설팅 업체에 의뢰하여 비용 지불 후 평가 업무 및 사후관리까지 맡길 수 있습니다.

✎ 직무스트레스 평가 후 보건관리자가 할 일

√ 직무스트레스 예방 관련 강연 및 프로그램 등을 진행하는 것이 좋습니다. 관할 지역의 보건소에 연관 사업을 하고 있다면 보건소에서 강사를 초빙하거나 회사 근처의 정신건강증진센터의 전문가를 초빙하여 강연을 진행할 수 있습니다.

√ 관련 기관을 검색하여 마음건강 힐링 프로그램 등을 진행합니다. 직업건강간호협회에도 관련 사업을 하고 있지만 다양하게 검색하여 웃음치료, 명상, 힐링요가, 심리상담 등 근로자를 위해 진행할 수 있는 기회를 마련하고 프로그램을 구성하는 것이

좋습니다.

√ 근로자들에게 선호하는 힐링 프로그램에 관해 설문을 받거나 신청을 받아 우선순위로 진행하는 것도 좋습니다.

√ 직무스트레스 평가 결과 고위험군이 많은 부서나 직급 등의 특정 그룹이 있다면 해당 부서장과 면담을 하여 개선할 점과 직무 스트레스 위험을 낮추기 위해 우선적으로 할 수 있는 것이 무엇인지 논의합니다.

뇌·심혈관질환 발병위험도 평가

　사업장 보건관리자는 근로자들에 대한 뇌·심혈관질환 발병위험도 평가를 2년에 한 번 주기적으로 해야 하는데요. 관련 근거는 직무스트레스 평가에서 이야기했다시피 〈산업안전보건기준에 관한 규칙〉 제669조 6항을 참고하면 됩니다. 또한 안전보건공단 홈페이지에 있는 자료 중 〈직장에서의 뇌·심혈관질환 예방을 위한 발병위험도 평가 및 사후관리 지침〉을 읽어 보면 실무에 더욱 도움이 됩니다.

　뇌·심혈관질환 발병위험도 평가는 두 가지 방법으로 진행할 수 있는데요. 첫 번째는 공단에서 만든 〈뇌심혈관질환 발병위험도 평가자료 종합조사표〉를 전체 근로자 대상으로 작성하여 받아 평가하는 것이고 두 번째는 근로자 일반건강검진을 실시할 때 〈심뇌혈관질환 위험도 평가결과〉를 함께 진행하여 결과를 받아 사후관리를 진행하는 방법이 있습니다. 이 평가의 데이터 베이스는 근로자들의 고혈압 및 이상지질혈증 여부가 됩니다.

일반건강검진 시 함께 진행하는 〈심뇌혈관질환 위험도 평가결과〉는 〈뇌심혈관질환 발병위험도 평가〉를 대신할 수 있기 때문에 보건관리자의 업무 부담을 줄이기 위해서는 일반건강검진 심뇌혈관질환 위험도 평가를 적극 이용하기를 권유 드립니다.

* 근로자들 일반검진 진행 전에 뇌심혈관질환 발병위험도 평가를 함께해 달라고 꼭 안내하세요.

이 두 개의 평가 결과는 저위험군/중등도 위험군/고위험군/최고 위험군이 분류되어야 합니다.

그럼 두 가지 방법 모두 어떻게 진행하는지는 알아야겠지요?

우선 첫 번째로, 공단에 나와 있는 〈뇌심혈관질환 발병위험도평가자료 종합조사표〉를 설문하여 결과를 도출하는 방법인데요. 설문지의 형태는 다음과 같습니다.

<표 3> 뇌심혈관질환 발병위험도평가자료 종합조사표

		성, 연령	☐ 남자 ( ) 세, ☐ 여자 ( ) 세[주1]
발병 위험 인자	문진	흡연	현재 하고 있다 ( ), 안 한다 ( )
		신체 활동부족	규칙적으로 한다 ( ), 운동부족이다[주2] ( )
		가족력	직계가족의 심혈관질환 조기발병[주3] (직계가족 : 가 세 경에) 뇌졸중( ), 협심증( ), 심근경색증( ) 발병
	측정 및 검사	비만도(BMI) 또는 허리둘레	체중 ( )kg, 신장 ( )cm
			Body Mass Index (BMI)= kg /㎡
			허리둘레 ( )cm
		혈압	(/)mmHg
		혈중지질	총콜레스테롤 ( )mg/dℓ
			HDL 콜레스테롤 ( )mg/dℓ
			중성지방(트리글리세라이드) ( )mg/dℓ
			LDL 콜레스테롤 = 총콜레스테롤 - HDL 콜레스테롤 - (트리글리세라이드)/5 또는 실측치
		공복 혈당, 당화혈색소	공복혈당 ( )mg/dℓ, 식후 2시간 혈당 ( )mg/dℓ, 당화혈색소 ( )%
	표적장기 손상 여부 (심장, 신장, 망막, 혈관)		좌심실비대[주4] ( ), 단백뇨[주5] ( ), 죽상동맥경화증[주6] ( ), 고혈압성 망막증[주7] ( )
	동반된 질병상태		당뇨병 ( ), 뇌혈관 및 심혈관질환[주8] ( ), 신장질환[주9] ( ), 말초혈관질환 ( )

혈압과 혈중지질, 혈당 수치를 적어야 하기 때문에 일반건강검진 결과를 최대한 활용하여야 합니다. 작성된 설문지를 분석하여 고혈압 분류 및 발병위험인자가 몇 개인지 파악하여 종합적으로 위험도를 분류합니다.

아래는 고혈압 분류 및 위험인자 개수 파악을 위한 기준표 사진입니다.

혈압분류	수축기혈압(mmHg)		확장기혈압(mmHg)
정상 혈압주1)	< 120	그리고	< 80
주의 혈압	120~129	그리고	< 80
고혈압 전단계	130~139	또는	80~89
고혈압　1기	140~159	또는	90~99
2기	≥160	또는	≥ 100
수축기단독 고혈압주2)	≥140	그리고	< 90

발병위험인자 (＋)	발병위험완화인자 (－)
① 연령(남 45세 이상, 여 55세 이상) ② 직계가족의 심뇌혈관질환 조기발병(남 <55세, 여 <65세) ③ 흡연 ④ 비만(BMI 25이상) 또는 복부비만(남≥90cm, 여≥85cm) ⑤ 공복혈당장애(100≤ 공복혈당 <126mg/dℓ) 또는 내당능장애(식후 2시간 혈당 140-199mg/dℓ) 또는 당화혈색소 기준 (5.7-6.4%) 중 어느 하나에 해당주1)	
⑥ HDL 콜레스테롤<40mg/dℓ ⑦ 총콜레스테롤≥220mg/dℓ 또는 LDL≥150mg/dℓ 또는 중성지방≥200mg/dℓ	○ HDL 콜레스테롤치가 높을 때 (60mg/dℓ이상)주2)

주1) 공복혈당 ≥ 126mg/dℓ 또는 식후 2시간 혈당 ≥200mg/dℓ 또는 당화혈색소 ≥6.5% 중 어느 하나라도 해당하면, 발병위험인자의 수를 더하는 것이 아니며, 당뇨병으로 구분하여 판단함.
주2) 발병위험 완화인자는 허혈성 심혈관질환의 발병위험인자 개수에서 한 개를 뺄 수 있음
* "이상지질혈증" 검사를 실시하지 않은 경우 이전 검사의 결과치를 활용함.

앞의 그림을 참고하여 설문 항목에서 혈압 수치에 따라 고혈압 전단계/1기 고혈압/2기 고혈압으로 분리한 후 나머지 설문 결과로 위험인자 개수를 측정합니다.

다음은 분석 후에 결과로 도출될 위험군 분류표입니다.

고혈압성 질환단계	위험인자 수 및 동반질환	혈압의 수준(mmHg)		
		고혈압 전단계 수축기130-139 또는 이완기80-89	1기 고혈압 수축기140-159 또는 이완기90-99	2기 고혈압 수축기≥160 또는 이완기≥100
1단계	위험인자 : 0	저위험	저위험	중등도위험
	위험인자 : 1-2	저위험	중등도위험	중등도위험
	위험인자≥3	중등도위험	중등도위험	고위험
2단계	당뇨(표적장기손상(-)) 만성신장질환(3기) 고혈압성장기손상	고위험	고위험	최고위험
3단계	만성신장질환(4기 이상) 당뇨(표적장기손상(+)) 증상(+)심혈관질환	최고위험	최고위험	최고위험

1. 당뇨병의 표적장기 손상은 단백뇨, 180/110mmHg이상 고혈압, 총콜레스테롤 310mg/dL 이상의 이상지질혈증을 포함한다.
2. 만성신장질환의 병기는 사구체 여과율(4기 <30mL/min/1.73m², 3기 30-59mL/min/1.73m²)을 기준으로 결정한다.
3. 고혈압성 장기손상은 좌심실비대, 단백뇨, 죽상동맥경화증, 고혈압성 망막증을 포함한다.
4. 심혈관질환은 뇌졸중/일과성허혈발작과 같은 뇌혈관질환, 협심증/심근경색증/심부전과 같은 심장질환, 동맥질환, 말초혈관질환 등을 포함한다.

뇌심혈관질환 발병위험도평가의 두 번째 방법은 일반건강검진 심뇌혈관질환 위험도평가입니다. 검진 시 진행하는 것이고 설문 내용은 발병위험도 종합조사표와 거의 유사할 것입니다. 평가 결과지는 다음과 같이 나와요.

심뇌혈관질환 위험평가

*심뇌혈관질환은 뇌졸중, 심근경색을 포괄하는 질환을 뜻합니다.

| 성명 OOO | 성별 남성 | 연령 45세 | 검진일자 2017-04-21 |

심뇌혈관질환 위험도

나의 심뇌혈관질환 발생 위험 (45세 남성 평균 대비)	향후 10년 이내에 심뇌혈관질환이 발생할 확률	심뇌혈관 나이
1.36배	OOO님 ▌4.2% 45세 남성 평균 ▌3.1% 0 20 40 60 80 100	**49**세

건강위험요인 알아보기

건강위험요인	현재 상태 →	목표 상태	건강신호등
체중 허리둘레	79kg 91cm	65kg 미만 90cm 미만	위험
신체활동	주 0회	주 5회 이상	위험
음주	하루 5잔	하루 2잔 이하	위험
혈압	138/90	120/80 미만	위험
흡연	금연 중	금연 유지	주의
공복혈당	105	100 미만	주의
총 콜레스테롤 LDL 콜레스테롤	230 130	200 미만 130 미만	주의

위 결과는 OOO님의 문진표와 검사결과를 토대로 현재상태와 목표치를 제시한 것입니다. 건강신호등에서 '주의' 또는 '위험'에 해당하는 요인에 대해서는 적극적인 개선 노력이 필요합니다. 고혈압, 당뇨병, 이상지질혈증 약물 드시고 계신 경우에는, 혈압, 공복혈당, 콜레스테롤이 목표치로 조절되고 있어도 '주의'로 표시되며, 현재와 같이 지속적으로 관리하시기 바랍니다.

※ 위 목표 상태는 일반적인 권고안에 따른 것으로, 개인의 건강 수준에 따라 달라질 수 있으므로 의사와 상담하십시오.

건강위험요인 조절하면

향후 10년 이내에 심뇌혈관질환이 발생할 확률이 현재 상태 대비	심뇌혈관 나이
5%	49

결과지에 나와 있는 '향후 10년 이내에 심뇌혈관질환이 발생할 확률'의 데이터로 다음과 같이 위험군을 분류할 수 있습니다.

1% 미만	저위험군
1% - < 5%	중등도위험군
5% - < 10%	고위험군
10% 이상	최고위험군

✎ 뇌·심혈관질환 발병위험도 평가 후 보건관리자가 할 일

√ 뇌·심혈관질환 발병위험도 평가 후 보건관리자가 할 사후관리는 〈직장에서의 뇌·심혈관질환 예방을 위한 발병위험도 평가 및 사후관리 지침〉에 나와 있는 대로 진행하면 되는데요. 모든 위험군의 근로자들과 건강상담을 하며 해당 위험군 질환에 대한 약물 복용의 유무, 평소의 생활 습관(흡연, 음주, 운동, 식이습관 등)과 근로 환경(교대 근무, 야간근로, 고열, 소음, 한랭 등)에 대한 파악을 해야 합니다.

√ 중등도위험군부터 최고위험군까지의 근로자에 대한 업무적합성 평가를 실시하는데 이는 의사인 보건관리자(혹은 작업환경의학 전문의, 산업보건의, 근로자 건강센터와 특수검진기관 의사)가 해야 하므로 업무적합성 평가가 필요한 근로자는 의사인

보건관리자에게 의뢰하여 업무적합성 평가를 받은 후 그 결과에 나와 있는 대로 근무상의 조치 등 사후 관리를 해야 합니다.

√ 또한 뇌심혈관질환 예방이나 위험을 낮출 수 있는 건강증진 프로그램도 진행합니다. 금연 프로그램이나 절주, 운동 프로그램 등을 진행하면서 영양 관리와 체중 감량을 목표로 하는 것이 좋습니다. 건강증진 프로그램에 대한 아이디어를 생각하기 어렵다면 안전보건공단을 비롯한 여러 보건 관련 사이트에서 우수 사례를 찾아보세요. 그리고 그대로 따라 하거나 조금 각색해서 프로그램을 짜서 진행하면 됩니다. 처음에는 캠페인이나 사내 반짝 이벤트로 시작하면서 차근차근 프로그램으로 발전시켜 진행해도 좋습니다.

6

작업환경측정 진행

작업환경측정은 〈산업안전보건법〉 제125조(작업환경측정)를 기본 근거로 하여 진행을 하는데, 특히 〈산업안전보건법시행규칙〉 제186조(작업환경측정 대상 작업자 등)를 보면 유해화학물질, 소음, 분진 등이 발생하는 사업장은 반드시 측정을 해야 하므로 근로자들이 있는 사업장은 대부분 작업환경측정을 진행한다고 생각하면 됩니다.

법과 관련 자료를 찾아보면 작업환경측정 대상 유해인자 종류, 노출 기준, 작업환경측정 실시를 제외할 수 있는 조건 등이 나와있어 미리 숙지를 하고 파악하면 좋지만 그보다는 작업환경측정을 진행하면서 동시에 알아가는 것이 더 좋습니다. 왜냐하면 작업환경측정은 공식적으로 지정된 작업환경측정 기관에 의뢰하여 견적을 받고 예비조사를 거친 후 작업환경측정 대상 사업장으로 확정이 되면 진행해야 하므로 측정 기관에 의뢰하면서 기관에서 요청하는 자료 준비(사업장 도면, 작업 종류, 사용 중인 MSDS 및 야간 근로자 파악 등)를 하면서 저절로 숙지를 하게 됩니다. 또한 측정 완료 후 기관에서 받은 작업환경측정 결과서를 읽고 후속 조치를 하면서 또 한 번 알아가게 됩니다.

작업환경측정 실시 주기는 다음과 같습니다.
① 작업공정이 신규 또는 변경되는 경우 그날로부터 30일 내로 실시
② 그 후 반기 1회 이상 주기적으로 측정해야 하며 만약 측정 유해인자가 연속 2회 노출 미만으로 나오는 경우는 연 1회 측정으로 변경

작업환경측정 진행 절차는 다음과 같습니다.
① 작업환경측정 기관 의뢰
② 예비조사 실시: 작업환경측정 기관에서 현장 점검 및 측정 기본사항 파악
③ 작업환경측정: 유해인자 노출 위험이 있는 근로자의 개인 시료 포집
④ 측정 분석: 측정 기관에서 포집한 시료를 분석
⑤ 결과보고서 보고 및 제출: 작업환경측정 결과는 근로자들에게

반드시 알려야 하며, 관할 노동부에 30일 이내로 결과서를 제출

⑥ 결과에 따른 사후 조치: 결과보고서 내용 중 시정 및 조치 사항 확인 후 진행 (예: 근로자 특수건강진단 실시, 보호구 착용 지도 등)

7

안전보건교육

안전보건교육에 관한 법은 다음과 같습니다.

① 〈산업안전보건법〉 제29조(근로자에 대한 안전보건교육)에서
　　제32조(안전보건관리책임자에 대한 직무교육)

② 〈산업안전보건법시행규칙〉 제26조(교육 시간 및 교육 내용)

　법을 근거로 하여 근로자 안전보건교육 내용을 종류에 따라 다음
과 같이 구분하였으니 확인해 보세요.

① 근로자 안전보건교육 종류 및 과태료

교육 과정	교육 대상	교육 시간	미실시 과태료 (1인)		
			1차 위반	2차 위반	3차 위반
정기 교육	사무직 및 판매업 종사자	매 분기 3시간 이상	10만 원	20만 원	50만 원
	그 외 근로자	매 분기 6시간 이상			
	관리감독자	연간 16시간 이상	50만 원	250만 원	500만 원
채용 시 교육	일용근로자	1시간 이상	10만 원	20만 원	50만 원
	그 외 근로자	8시간 이상			
작업 내용 변경 시 교육	일용근로자	1시간 이상	10만 원	20만 원	50만 원
	그 외 근로자	2시간 이상			
특별 교육	일용근로자	2시간 이상	50만 원	100만 원	150만 원
	타워크레인 신호작업 종사 일용근로자	8시간 이상			
	그 외 근로자	16시간 이상 (단기간 또는 간헐적 작업인 경우 2시간)			

② 정기안전보건교육 필수 내용

(1) 산업안전 및 사고 예방에 관한 사항

(2) 산업보건 및 직업병 예방에 관한 사항

(3) 건강증진 및 질병 예방에 관한 사항

(4) 유해·위험 작업환경 관리에 관한 사항

(5) 〈산업안전보건법령〉 및 산업재해보상보험 제도에 관한 사항

(6) 직무스트레스 예방 및 관리에 관한 사항

(7) 직장 내 괴롭힘, 고객의 폭언 등으로 인한 건강장해 예방 및 관리에 관한 사항

③ 관리감독자 정기 교육 필수 내용

(1) 작업공정의 유해·위험과 재해 예방대책에 관한 사항

(2) 표준안전작업방법 및 지도 요령에 관한 사항

(3) 관리감독자의 역할과 임무에 관한 사항

(4) 산업안전 및 사고 예방에 관한 사항

(5) 산업보건 및 직업병 예방에 관한 사항

(6) 유해·위험 작업환경 관리에 관한 사항

(7) 〈산업안전보건법령〉 및 산업재해보상보험 제도에 관한 사항

(8) 직무스트레스 예방 및 관리에 관한 사항

(9) 직장 내 괴롭힘, 고객의 폭언 등으로 인한 건강장해 예방 및 관리에 관한 사항

(10) 안전보건교육 능력 배양에 관한 사항

- 현장근로자와의 의사소통능력 향상, 강의능력 향상, 기타 안전보건교육 능력 배양 등에 관한 사항

④ 채용 시 교육/작업 내용 변경 시/특별 교육(공통 내용)

(1) 기계·기구의 위험성과 작업의 순서 및 동선에 관한 사항

(2) 작업 개시 전 점검에 관한 사항

(3) 정리정돈 및 청소에 관한 사항

(4) 사고 발생 시 긴급조치에 관한 사항

(5) 산업안전 및 사고 예방에 관한 사항

(6) 산업보건 및 직업병 예방에 관한 사항

(7) 〈산업안전보건법령〉 및 산업재해보상보험 제도에 관한 사항

(8) 물질안전보건자료에 관한 사항

(9) 직무스트레스 예방 및 관리에 관한 사항

(10) 직장 내 괴롭힘, 고객의 폭언 등으로 인한 건강장해 예방 및 관리에 관한 사항

또한 안전보건책임자 및 전담자에 대한 직무교육에 대한 내용도 아래에 간략히 구분하였습니다.

교육 과정	교육 대상	교육 시간		미실시 과태료		
		신규교육 (선임 혹은 채용 후 3개월 이내)	보수교육 (2년마다)	1차 위반	2차 위반	3차 위반
직무 교육	안전보건 관리책임자	6시간 이상	6시간 이상	500만 원	500만 원	500만 원
	안전관리자, 보건관리자	34시간 이상	24시간 이상			
	안전보건 관리담당자	-	8시간	100만 원	200만 원	500만 원

만약 해당 사업장이 전년도에 산업 재해가 한 건도 발생하지 않았다면 정기 교육은 법적 이수 시간의 50%만 받으면 됩니다.

정기 교육 방법은 사업장 자체에서 안전보건관리책임자, 관리감독자, 안전보건관리담당자, 안전관리자, 보건관리자 등이 주축이 되어 진행하거나 전문기관에 위탁하여 집체 혹은 현장 교육으로 실시할 수도 있으며, 인터넷 교육, 비대면 실시간 교육으로 진행하여도 됩니다.

만약 관리감독자가 전문기관에서 위험성 평가 담당자 교육을 받았다면 받은 교육 시간만큼 관리감독자 교육 시간으로 갈음할 수 있습니다.

보건관리자 실무 뽀개기

관리감독자 정기 교육은 매년 총 교육 시간의 2분의 1 이상, 특별 교육은 3분의 2 이상을 집체, 현장 또는 비대면 실시간 교육으로 진행할 수 있습니다.

위험성 평가

위험성 평가는 사업주가 주체가 되어 진행하는 것으로 대체적으로는 안전관리 쪽에서 주로 진행하지만 보건관리자도 잘 알고 있어야 합니다. 왜냐하면 〈중대재해처벌법〉과 관련하여 위험성 평가의 실행과 관리에 대한 중요성이 매우 커졌으며 위험성 평가에 대한 보건관리자의 역할로서 위험성 평가의 감소 대책 수립과 진행하는 과정에서 보건 관련 내용의 지도 조언을 한다던가 함께 대책 마련을 해야 하는 경우가 있기 때문입니다.

또한 앞으로 관리감독자 및 보건관리자의 직무교육에 위험성 평가에 대한 내용이 추가됩니다.

위험성 평가는 근로자들이 위험성 평가 시스템(https://kras.kosha.or.kr/)에서 사업장의 유해위험요인을 직접 입력 후 위험성이 있는 것들을 결정 지어 감소 대책까지 수립을 하게 됩니다. 그런 후

보건관리자 실무 뽀개기

감소 대책에 대한 실행을 할 때 보건 관련해서는 주로 근골격계 유해요인, 중량물 취급 등의 유해요인이 도출되거나 그 밖에 물질안전보건자료(MSDS)에 대한 보호구라든지 혹은 소음이나 분진에 관한 요인 감소 대책도 나오게 되는데 그에 대한 보건관리자의 지도조언이나 대책 실행을 위해 참여하게 됩니다.

위험성 평가에 대한 진행은 위험성 평가 담당자 교육을 별도로 받아야 하는데 교육받을 때 위험성 평가 시스템(https://kras.kosha.or.kr/)에서 실제로 위험성 평가를 진행하는 실습이 있으니 진행 방법에 대한 내용은 생략하겠습니다. 보건관리자님도 위험성 평가 담당자 교육 꼭 받으시기를 권장드립니다.

밀폐공간 보건작업 프로그램

〈밀폐공간 보건작업 프로그램 혹은 밀폐공간 작업 프로그램은 산업안전보건기준에 관한 규칙〉 제619조(밀폐공간작업 프로그램 수립·시행 등) 규정에 의해 진행해야 하며, 밀폐공간작업 시 산소결핍 또는 유해가스로 인한 질식재해를 예방하는 데 그 목적을 두고 있습니다.

제619조(밀폐공간 작업 프로그램의 수립·시행) ① 사업주는 밀폐공간에서 근로자에게 작업을 하도록 하는 경우 다음 각 호의 내용이 포함된 밀폐공간 작업 프로그램을 수립하여 시행하여야 한다.
1. 사업장 내 밀폐공간의 위치 파악 및 관리 방안
2. 밀폐공간 내 질식·중독 등을 일으킬 수 있는 유해·위험 요인의 파악 및 관리 방안
3. 제2항에 따라 밀폐공간 작업 시 사전 확인이 필요한 사항에 대한 확인 절차
4. 안전보건교육 및 훈련
5. 그 밖에 밀폐공간 작업 근로자의 건강장해 예방에 관한 사항
② 사업주는 근로자가 밀폐공간에서 작업을 시작하기 전에 다음 각 호의 사항을 확인하여 근로자가 안전한 상태에서 작업하도록 하여야 한다.
1. 작업 일시, 기간, 장소 및 내용 등 작업 정보
2. 관리감독자, 근로자, 감시인 등 작업자 정보
3. 산소 및 유해가스 농도의 측정결과 및 후속조치 사항
4. 작업 중 불활성가스 또는 유해가스의 누출·유입·발생 가능성 검토 및 후속조치 사항
5. 작업 시 착용하여야 할 보호구의 종류
6. 비상연락체계
③ 사업주는 밀폐공간에서의 작업이 종료될 때까지 제2항 각 호의 내용을 해당 작업장 출입구에 게시하여야 한다.
[전문개정 2017. 3. 3.]

따라서 밀폐공간 보건작업 프로그램을 만들고 시행한다면 〈산업안전보건기준에 관한 규칙〉 제619조의2(산소 및 유해가스 농도의 측정)부터 제625조(대피용 기구의 비치)의 법규 준수를 모두 한다고 생각하시면 됩니다.

정확히 '밀폐공간'이라고 정의된 곳이 어떤 곳인지 '〈산업안전보건기준에 관한 규칙〉 별표 18' 밀폐공간에 나와 있으니 보건관리자님께서 근무하는 사업장에서 어떤 곳이 해당되는지 꼭 찾아보시기 바랍니다.

밀폐공간 보건작업 프로그램 수립 시 큰 구성은 다음과 같이 하면 됩니다.

① 프로그램 운영팀 혹은 추진팀 구성
② 사업장 내에 있는 밀폐공간 확인(밀폐공간에서의 작업 내용, 작업주기, 질식요인 등)
③ 산소 및 유해가스 농도 측정에 따른 보유측정 장비/대여측정 장비 파악(예: 산소농도측정기)
④ 밀폐공간 내 환기시설 파악
⑤ 밀폐공간 내 작업 시 착용하는 보호구 파악(예: 송기마스크 등)
⑥ 밀폐공간 내 작업 시 작업자의 사고나 응급사항 발생을 대비한 비상연락체계 마련 및 응급처치 교육(인공호흡 및 심폐소생술 등)

⑦ 교육 및 훈련 실시 후 안전보건교육일지 보관(관리감독자, 작업자, 감시인 등을 대상)

⑧ 밀폐공간 출입구에 경고표지 부착 및 밀폐공간 외부에 감시인을 배치하여 출입인원 점검

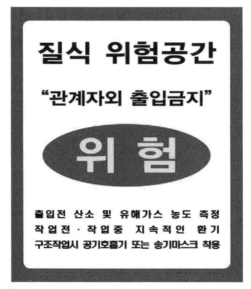

[별지 제4호서식] <신설 2017. 3. 3.>

밑폐공간 출입금지 표지(제622조 관련)

1. 양식

질식 위험공간

"관계자외 출입금지"

위 험

출입전 산소 및 유해가스 농도 측정
작업전 · 작업중 지속적인 환기
구조작업시 공기호흡기 또는 송기마스크 착용

2. 규격 및 색상

가. 규격: 밀폐공간의 크기에 따라 적당한 규격으로 하되, 최소한 가로 21센티미터, 세로 29.7센티미터 이상으로 한다.

나. 색상: 전체 바탕은 흰색, 글씨는 검정색, 위험 글씨는 노란색, 전체 테두리 및 위험 글자 영역의 바탕은 빨간색으로 한다.

⑨ 밀폐공간작업 프로그램 평가를 주기적으로 하여 밀폐공간 작업이 잘 이루어지는지 평가

[별첨 3. 밀폐공간작업 프로그램 평가표]

구분	번호	평가항목	평 가 (O, X)
밀폐공간 허가	1	밀폐공간 작업장소 보유현황 및 위치 등에 대한 자료가 작성되어 있는가?	
	2	밀폐공간 출입시 작업허가서를 작성하여 발급 받았는가?	
	3	작업허가서는 규정양식을 사용하여 올바르게 작성되었는가?	
	4	프로그램 추진팀(장)은 작업허가서를 적법한 절차에 의해 발급하였는가?	
산소 및 유해가스 농도측정	5	산소 및 유해가스 농도 측정대상 물질은 적정하게 선택되었으며 측정시 누락된 물질은 없는가?	
	6	측정장비의 신뢰성(교정 등)은 확보되었는가?	
	7	측정지점수, 측정방법 등은 정해진 규정을 준수하였는가?	
	8	측정결과에 대한 판정은 적합하게 이루어졌는가?	
환기대책	9	밀폐공간 작업장소에 따라 적합한 환기방법, 환기량 선정 등 환기대책은 적절하게 수립되었는가?	
	10	환기팬의 점검은 주기적으로 실시하였는가?	
보호구 선정 및 사용	11	보호구의 종류 및 수량은 충분한가?	
	12	보호구의 보유수량 및 대여필요장비 목록은 작성되어 있는가?	
	13	작업에 따라 적합한 보호구가 선정되어 사용되었는가?	
	14	누출검사를 매사용 시마다 시행하도록 하고 있는가?	
	15	보호구를 주기적으로 청소, 점검 등을 실시하는가?	
응급처치 체계	16	응급상황 발생시 비상연락을 위한 체계는 구축되어 있는가?	
	17	응급전화, 무전기 등의 통신장비는 구비되어 있는가?	
교육 및 훈련의 적정성	18	프로그램관리자, 관리감독자, 작업자 등에 대한 교육계획을 수립하여 시행하고 있는가	
	19	밀폐공간 작업시마다 작업자에게 교육을 실시하고 있는가?	
	20	관련교육을 실시하는 경우 교육내용 등을 기록하고 보존하는가?	
	21	교육내용, 자료 등은 적절하며 최신성을 유지하고 있는가?	
	22	교육받은 자는 교육내용을 충분히 숙지하여 작업에 올바르게 적용하고 있는가?	

결론적으로 '밀폐공간 보건작업 프로그램'을 앞과 같은 구성으로 매뉴얼처럼 만들어서 매년 평가하면 되며, 안전보건공단 사이트에서 '밀폐공간 보건작업 프로그램'을 검색하면 여러 예시를 찾아볼 수 있으니 그것을 응용해서 보건관리자님들의 사업장에 맞게 프로그램을 만들면 됩니다.

10

건강증진 프로그램 수립 및 진행

근로자를 위한 건강증진에 애를 쓰는 보건관리자라면 건강증진 프로그램을 수립해서 진행하는 경우가 많을 텐데요. 앞서서 몇 번 언급하였지만 금연 프로그램, 비만예방 프로그램 혹은 체중 감량 프로그램 등 여러 가지를 설정하여 다채롭게 진행할 수 있습니다. 특히 전 직원 건강검진 완료 후 결과를 종합하여 보면 해당 사업장에서 가장 이슈가 되는 질환이 보일 거예요. 그러한 결과를 참고하여 프로그램을 수립하는 것도 아주 좋습니다.

보건관리자가 혼자 모든 걸 진행할 수 없으니 여러 관공서나 관련 업체들과 컨택하여 함께 진행하면 되어요. 다음 예시를 참고해 주세요.

① 금연 프로그램: 각 지자체 보건소 금연사업팀 등

② 비만 탈출, 만성질환 예방 프로그램: 각 지자체 보건소 영양사 업팀 연계, 계단 걷기, 둘레길 걷기 캠페인 등

③ 직무스트레스 예방(해소) 프로그램: 직업건강협회 감정노동 관리프로그램, 한국EAP협회, 마음 명상 강의, ㈜달램 업체 이용 등

④ 뇌·심혈관질환 예방프로그램: 각 지자체 보건소 심뇌혈관예방 관리사업 연계, 자체 혈압, 혈당 주기적 체크, 건강 강연회 등

⑤ 근골격계질환 예방프로그램: 요가 프로그램, 스트레칭 수업 등

⑥ 심폐소생술 교육: 각 지자체 보건소 및 119에 출장교육 요청

이 밖에도 인터넷 포털사이트를 검색하면 더 많은 건강증진 프로그램을 찾을 수 있습니다.

작업장 현장 점검(체크리스트 활용)

보건관리자가 현장 점검을 주기적으로 나가는 것이 좋은데요. 현장 나가서 점검해야 할 사항은 다음과 같습니다.

① 유해화학물질 관리

- 화학물질이 적합한 곳에 보관이 되어 있는지

- MSDS 게시가 잘되어 있는지

- 경고표지/관리요령 부착이 적절하게 잘되어 있는지

- MSDS 교육은 잘 진행이 되었는지

- 보호구 비치 및 착용은 잘하고 있는지

② 중량물 취급 관리: 5kg 이상의 중량물 보관 장소에 중량물 취급주의 사항이 부착되어 있는지

③ 작업장이 청결하고 안전한지 확인

보건관리 현장 점검을 나갈 때에는 위의 사항들을 체크리스트로 만들어 현장마다 체크하면서 보시면 됩니다.

다음은 제가 병원에서 보건관리자로 근무했던 당시에 활용했던 체크리스트이니 참고하세요.

점검내용 (근거기준 : 산업보건기준에 관한 규칙)
○ 작업장은 오염될 우려가 있는 경우 수시로 세척하고 청결하게 유지한다.
○ 오물이나 폐기물은 일정한 장소에 처리한다.
○ 작업장의 채광과 조도가 적절하다.
○ 귀마개, 방진마스크, 방독마스크, 보안경 등 안전보건표지 해당 장소에 청결하게 잘 부착되어 있다.
○ 작업조건에 적합한 보호구를 지급하였으며 오염·파손 시 보수하거나 교환하여 청결하게 사용하고 있다.
○ 보호구를 보관하는 장소가 별도로 설치되어 있으며 청결하게 관리되고 있다.
○ 유해물질의 유해성과 건강장해 예방에 관련한 자료(GHS/MSDS)가 해당 작업장에 게시되어 있다.
○ 물질안전보건자료가 해당물질과 일치하여 근로자가 알아볼 수 있도록 표기되어 있다.
○ 덜어 쓰는 용기에 경고표시가 부착이 되어 있다.
O SPILL KIT 구비와 사용법을 잘 알고 있다
○ 유해물질을 담았던 용기는 일정한 장소에 지정 보관하고 있다.
○ 분진 등 유해물질 배출작업에 공기정화장치, 환풍기, 배기구 등을 설치하였고 작업 기준에 맞게 작업을 하고 있다.
○ 피부자극성 또는 부식성 유해물질을 취급하는 경우 불침투성 보호복·장갑·장화 및 피부 보호용 약품을 갖추고 사용토록 하고 있다.
○ 특별관리물질을 취급하는 경우 게시판 등을 통해 근로자에게 알리고, 취급일지를 작성하여 관리하고 있다.
○ 5Kg 이상의 중량물 취급 장소에 중량물 취급관련 주지 사항이 부착되어 있다.
○ 지속적으로 서서 일하는 근로자에 대하여 의자가 지급되어 있다.

보건관리자 실무 뽀개기

건강관리실 관리 및 일지 작성

　보건관리자가 상주하는 사업장이라면 건강관리실이 있을 텐데요. 당연한 이야기겠지만 건강관리실에 비품과 약품이 무엇이 있는지 확인하고 재고 관리를 해 주셔야 합니다.

　건강관리실에 방문하는 근로자에 대한 방문 일지 역시 작성하고 특히 먹는 약은 보건관리자가 없을 때에는 불출이 되지 않도록 합니다.

Part 5

한 단계 더 나아가기

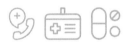

1

업무 성과를 더 내고 싶다면?

보건관리 업무에 적응이 되고 손에 익으면 그 업무에 대한 결과 (성과)가 나올 거예요. 그걸로 본인만의 무기로 만드세요. 각 지자체 및 공단, 관련 협회를 활용하여 공모전 및 대회에 출전해 보세요. 입상하면 좋고 입상이 안 되더라도 출전을 한 보건관리자님의 존재를 인지시키고 근무하는 사업장에 대해 알리는 좋은 기회가 될 거예요.

〈관련 공모전 및 대회〉

√ 직업건강협회 '이 달의 보건관리자 선정', '직업건강간호 우수사례 발표대회', '금연활동 우수사례 발표대회' 등.

√ 안전보건공단 '근로자 건강증진활동 우수사업장 선정', '안전보건관리 우수사례 발표대회' 등.

인사고과 및 업무 성적표에 어필하기

근무하는 곳에서 매년 인사평가를 할 거예요. 한 해 동안 본인의 업적 평가를 하기 위해 업무 성과들을 적어야 할 텐데요. 이때 공모전이나 대회에 입상한 경력이 있으면 당연히 내용 적는 게 좋고요. 각종 건강증진 프로그램을 진행했다면 그 결과에 대한 내용을 좋게 어필하세요. 보통 기업에서는 업무 성과라는 것을 숫자로 나타내어지는 KPI나 정량적 평가를 하게 되므로 만약 금연 프로그램 진행을 했다면 결과가 좋았다, 성공했다 이런 표현이 아니라 참여율 00%, 금연 도전자 0명 중 0명 성공(성공률 00%) 등 이런 식으로 결과가 나와야 해요.

Part 6

내가 생각하는 보건관리자
직무의 장, 단점

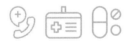

1

내가 느끼는 보건관리자로
일하면서 좋은 점

① 병원처럼 안 뛰어다녀도 된다.

② 주로 평일 주 5일 근무 조건이 많기 때문에 주말 보장이 된다.

③ 업무 스케줄을 내 스스로 짜면서 실행해 나갈 수 있기 때문에 바쁘지 않다면 여유롭게 일할 수도 있다.

④ 건강증진 프로그램 등 업무하면서 창의력도 키울 수 있다.

⑤ 병원과는 또 다른 성취감과 뿌듯함, 오픈 마인드라면 회사 내 다양한 실무도 쌓을 수 있다.

⑥ 업무 특성상 근로자들과 계속해서 컨택해야 하는 것이 간혹 피로하지만 꾸준히 지속한다면 보건관리자로서의 인지도를 높이면서 원활한 소통으로 업무 협조를 잘 받을 수 있는 장점으로 발전된다.

내가 느끼는 보건관리자로
일하면서 힘든 점

① 연봉이 크게 오르지를 않으며 상한선이 정해져 있는 느낌이다. (특히 서비스업에서 근무 시)

② 단독 업무이기 때문에 업무 고충이나 업무 정보 등을 나눌 수 있는 같은 직무의 동료가 없어 외로울 때가 있다.

③ 혼자 결정해야 할 때가 많아 업무 부담이 될 때도 있으며 내가 맞게 일하고 있는지 객관적 평가가 어렵다.

④ 해가 지날수록 반복되는 업무를 하는 것 같아 매너리즘에 빠질 때도 있다.

Part 7

자, 다음 스텝은?

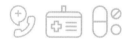

1

보건관리 업무도 매너리즘 옵니다

　보건관리 업무도 처음 적응 단계가 끝나면 어느 순간 열정이 생길 거예요. 그렇게 열심히 일하다 보면 몇 년 후에 이 일이 재미 없어지거나 지겨워지는 매너리즘에 빠지기도 한답니다. 그럴 때에는 그동안 시도하지 않았던 새로운 건강관리 프로그램을 만들어서 진행한다던가 본인만의 프로젝트를 만들어 보세요.

　저 같은 경우는 업무에 대한 매너리즘이 크게 왔을 때 컴퓨터활용능력 2급과 요양보호사 자격증을 땄어요.

　그리고 그동안 금연, 절주 프로그램을 중점적으로 해 왔는데 직원분들 비만 탈출 프로그램을 그때 시도했던 것 같아요.

　그래도 뭔가 허전하고 괜스레 힘들었지만 일부러 새로운 업무를 하나 더 받았어요. 보건관리자는 본인 업무만 해야 하는 것이 법적으로도 원칙인데 매너리즘이 생기고 뭔가 자극이 필요할 때는 법적 사항이나 보건 업무 진행에 해가 가지 않는 한 새로운 업무 하나를 더 해 보겠다고 하는 것도 좋아요. 저는 복리후생 업무 하나를 달라고 해서 해 봤는데 어렵지 않고 오히려 보건 업무와 접목시켜서 진행한 경우도 있었어요.

포기하지 않고 항상 도전하고 시도하는 자세가 매너리즘을 극복하는 데 가장 중요한 것 같아요.

2

보건관리자 경력으로 이직하기

일이 익숙해지고 경력이 쌓이다 보면 이직 생각도 하게 될 거예요. 그럴 때는 시도하세요. 근로자 수가 더 많은 회사라던가 타 업종으로도 지원 시도해 보시는 것도 좋습니다.

저 같은 경우는 300~500명의 근로자가 있는 회사에서만 근무하다가 나중에는 전사 보건관리 기획을 하는 직무로 이직을 했었어요. 그러면서 갑자기 2,500명의 근로자를 관리하는 보건 업무가 되다 보니 스트레스도 물론 있었지만 더 많이 배울 수 있었습니다.

건강검진 기관, 디지털 헬스케어 관련 스타트업에서도 보건관리 경력이 있는 간호사 채용이 다수 있으며 보건관리 대행기관/안전관리 대행기관에서도 간호사 자격의 보건관리자뿐 아니라 기사 자격으로서 보건관리자 업무를 하셨던 분들도 취업을 원활하게 하실 수 있습니다.

또한 산업보건지도사 시험 응시, 산업안전보건교육기관 강사 등
도 지원할 수 있는 등 여러 기회가 있답니다.

보건관리자로서 여러 경력이 쌓이면 추후에 프리랜서로 업무하
시는 분들도 계시더라구요. 그리고 산업보건지도사 자격증이 있다
면 산업보건컨설팅 회사도 설립할 수 있습니다.

Part 8

글을 마치며…

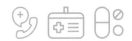

모든 일이 그렇겠지만 보건관리 업무도 포기하지 않고 항상 도전하고 시도하는 자세가 가장 중요한 것 같아요.

보건관리 업무는 단시간에 끝나는 업무가 거의 없어요. 거의 장기적인 시간을 두고 해야 하는 일들이 많으니 조급하게 생각하고 일하지 않아도 됩니다.

이 책을 읽고 계신 분들은 보건관리 업무에 대한 흥미나 궁금증, 두려움, 어려움 등이 있을 거라고 생각해요. 찬찬히 읽어 보시고 부디 도움이 되었으면 좋겠습니다. 이 책을 읽으며 업무에 대한 두려움을 극복하면서 보건관리 업무를 해 보신다면 충분히 감을 잡으실 겁니다. 그 후에는 이 책에 나와 있는 내용보다 더 깊숙하고 통달한 보건 업무를 하실 수 있을 거라고 장담합니다.

대한민국의 보건관리자님들, 그리고 산업보건 업무하시는 담당자님들 모두 항상 파이팅입니다!

참고 자료

1. 『산업안전보건법령집』

2. 안전보건공단(https://www.kosha.or.kr)

3. 건강보험EDI(https://edi.nhis.or.kr)

4. 잡코리아(https://www.jobkorea.co.kr)

5. 사람인(https://www.saramin.co.kr)

6. 너스케입(https://www.nurscape.net)

보건관리자 실무 뽀개기

ⓒ 김현주, 2024

초판 1쇄 발행 2024년 8월 6일

지은이   김현주
펴낸이   이기봉
편집   좋은땅 편집팀
펴낸곳   도서출판 좋은땅
주소   서울특별시 마포구 양화로12길 26 지월드빌딩 (서교동 395-7)
전화   02)374-8616~7
팩스   02)374-8614
이메일   gworldbook@naver.com
홈페이지 www.g-world.co.kr

ISBN   979-11-388-3406-3 (03510)